Un progetto di Carla Ricci
Prima edizione: Ottobre 2023
Copyright © 2023 CIBISENZA.IT - www.cibisenza.it - info@cibisenza.it
Tutti i diritti riservati.

Ogni riproduzione, totale o parziale, e ogni diffusione in ogni tipo di formato non espressamente autorizzata dall'autore in forma scritta è da considerarsi come violazione del diritto d'autore, e pertanto punibile penalmente.
La immagini inserite hanno il solo scopo illustrativo.

Disclaimer

Non è possibile garantire l'assenza di errori e la correttezza delle informazioni divulgate, pertanto l'autore non garantisce né si assume la responsabilità delle informazioni riportate né dell'uso che il lettore può fare delle stesse.

RICETTE PER INGRASSARE

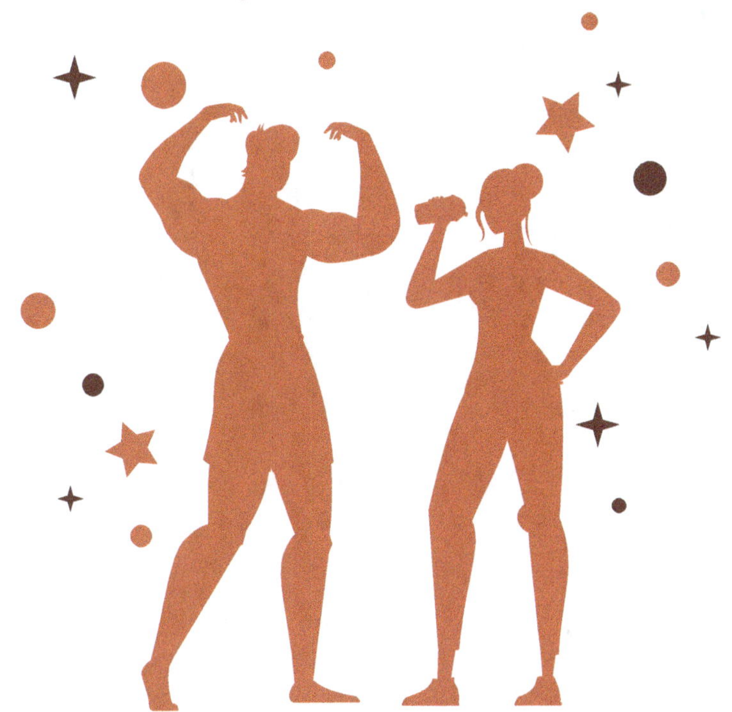

Sommario

Introduzione

In un mondo ossessionato dalla perdita di peso e dalle diete restrittive, può sembrare strano parlare di guadagno di peso. Tuttavia, per molte persone, aumentare di peso può essere una sfida tanto ardua quanto perderne. Che si tratti di superare una malattia, di prepararsi per una competizione sportiva o semplicemente di voler raggiungere un determinato peso aumentando la massa muscolare, l'importanza di farlo in modo sano e controllato è fondamentale.

Ecco perché nasce questo libro, che non è un invito a mangiare junk food senza regole, né un incentivo a sviluppare comportamenti alimentari non sani. È, invece, una guida che celebra il cibo nella sua totalità, nel suo ruolo di nutrimento, medicina e fonte di piacere, e che vuole essere di aiuto a coloro che desiderano guadagnare peso in modo sano e bilanciato.

In questo libro troverete un tesoro di informazioni sul valore nutrizionale degli alimenti e su come questi possano contribuire a un aumento di peso sano. Troverete una serie di ricette deliziose, tutte attentamente progettate per fornire un equilibrio ottimale di proteine, carboidrati e grassi salutari. Ma oltre alle ricette, questo libro vuole essere anche un compagno fidato nel vostro viaggio verso un aumento di peso sano, offrendovi suggerimenti pratici, consigli di esperti e piani di alimentazione personalizzabili.

Il cibo non dovrebbe mai essere un nemico. Dovrebbe essere una fonte di nutrimento, un mezzo per prendersi cura di noi stessi, un modo per celebrare la vita e le sue molteplici delizie. Quindi, mettetevi comodi, apritelo e iniziate il vostro viaggio verso una più completa, salutare e gustosa comprensione del cibo e di come questo possa aiutarvi a raggiungere i vostri obiettivi di peso.

Buon appetito e buona lettura!

Capitolo 1
Comprendere il guadagno di peso sano

Aumentare di peso può essere una sfida tanto ardua quanto perderne. Ciò è particolarmente vero quando l'obiettivo è guadagnare peso in modo sano, senza ricorrere a cibi processati ad alto contenuto di zuccheri e grassi saturi. Ma prima di immergerci nel mondo delle ricette e dei piani alimentari, è essenziale capire cosa significhi veramente **guadagnare peso in modo sano**.

Il guadagno di peso sano non riguarda solo l'aggiunta di chili sulla bilancia. Si tratta di aumentare la **massa corporea magra**, ossia i muscoli, piuttosto che accumulare grasso in eccesso. È un processo che richiede equilibrio e attenzione: l'obiettivo è nutrire il corpo con calorie di qualità e nutrienti essenziali, piuttosto che riempirlo con cibo vuoto dal punto di vista nutrizionale.

Perché potrebbe essere necessario guadagnare peso?

Ci sono molte ragioni per cui qualcuno potrebbe voler o dover guadagnare peso. Alcuni sportivi e atleti, ad esempio, possono aver bisogno di aumentare la massa corporea magra per migliorare le prestazioni. Altre persone potrebbero aver bisogno di guadagnare peso per motivi di salute: un peso corporeo troppo basso può portare a problemi di salute come la perdita del ciclo nelle donne, la perdita di massa ossea e un sistema immunitario indebolito.

In altri casi, l'aumento di peso potrebbe essere necessario per riprendersi da una malattia o da un disturbo alimentare. In tutti questi casi, il guadagno di peso deve essere gestito con cura, con un approccio olistico che tenga conto sia della salute fisica che di quella mentale.

Il ruolo del cibo nel guadagno di peso sano

Mangiare di più non è l'unica risposta, né la più salutare, per guadagnare peso. L'aumento di peso sano si basa sulla scelta di alimenti densi di nutrienti che possono aiutare a costruire muscoli e a fornire energia sostenuta, piuttosto che causare picchi di zucchero nel sangue o accumulo di grasso.

Le proteine, ad esempio, sono fondamentali per la costruzione dei muscoli. I grassi sani, come quelli presenti in alimenti come l'avocado, i pesci grassi, le noci e i semi, forniscono calorie dense e contribuiscono alla salute generale, incluso il benessere del cuore e del cervello.
I carboidrati complessi, come quelli presenti nei cereali integrali, nelle patate e nelle verdure, forniscono energia a lungo termine e aiutano a mantenere stabili i livelli di zucchero nel sangue.

La sfida del guadagno di peso sano

Una delle sfide nel guadagno di peso sano è mantenere l'equilibrio. È facile cadere nella trappola di pensare che mangiare cibi ad alto contenuto di grassi e zuccheri sia la soluzione più veloce per aumentare di peso. Tuttavia, un aumento di peso rapido e non controllato può portare a problemi di salute come il diabete di tipo 2, le malattie cardiache e altre condizioni metaboliche. Pertanto, è fondamentale mantenere un approccio equilibrato, scegliendo alimenti nutrienti e ricchi di calorie buone per il nostro organismo.

Un approccio equilibrato

Nonostante il focus di questo libro sia sull'alimentazione, è importante ricordare che un aumento di peso sano è il risultato di un approccio equilibrato alla vita che include anche l'**esercizio fisico regolare** e il **benessere mentale**. Anche se l'obiettivo è guadagnare peso, l'attività fisica svolge un ruolo chiave nel mantenere il corpo sano e nel promuovere l'aumento della massa muscolare piuttosto che del grasso corporeo. La salute mentale, d'altra parte, è fondamentale per mantenere uno stile di vita sano e gestire lo stress, che può avere un impatto significativo sul peso corporeo.

Guadagnare peso in modo sano è molto più che una questione di calorie. Si tratta di nutrire il corpo con cibi densi di nutrienti, mantenere uno stile di vita attivo e curare il proprio benessere mentale.

Che il tuo viaggio verso un peso più sano inizi qui, con una migliore comprensione del guadagno di peso e con l'anticipazione delle deliziose ricette che troverai nei capitoli successivi. Perché, dopo tutto, mangiare bene dovrebbe essere un piacere, non una penitenza.

Storie di successo: guadagno di peso sano in azione

Il guadagno di peso sano non è solo una teoria; è un percorso pratico che molte persone hanno intrapreso con successo. Di seguito troverai tre storie di persone che hanno affrontato la sfida del guadagno di peso sano e hanno visto risultati positivi.

Caso 1: Maria - Dallo sport all'aumento di peso

Federica è un'atleta professionista che ha lottato per aumentare di peso in modo da migliorare le sue prestazioni sportive. Nonostante mangiasse di più, non riusciva a guadagnare peso perché bruciava un'enorme quantità di calorie durante gli allenamenti.

Con l'aiuto di un dietologo, Federica ha iniziato a incorporare più proteine e grassi sani nella sua dieta. Ha anche iniziato a fare pasti più frequenti per assicurarsi di avere un apporto calorico costante durante il giorno. I risultati non sono stati immediati, ma Maria ha perseverato.

Dopo alcuni mesi, Federica ha iniziato a vedere dei cambiamenti. Non solo ha guadagnato peso, ma ha notato un aumento della sua forza e resistenza durante gli allenamenti. "Non mi sono mai sentita così energica," dice Federica. "Sapevo che dovevo mangiare di più, ma non mi rendevo conto di quanto fosse importante la qualità del cibo che stavo mangiando."

Caso 2: Luca - Riprendersi da una malattia

Luca ha dovuto affrontare un periodo di malattia che ha portato a una perdita di peso significativa. Dopo aver superato la malattia, Luca si è trovato sottopeso e privo di energie. Sapendo che aveva bisogno di guadagnare peso, Luca ha iniziato a mangiare di più, ma ha presto capito che la quantità di cibo non era l'unica cosa importante.

Luca ha iniziato a concentrarsi su cibi nutrienti densi. Ha iniziato a consumare più proteine per aiutare a ricostruire la massa muscolare perduta durante la malattia, e ha incorporato più carboidrati complessi e grassi sani per aumentare il suo apporto calorico.

Oltre alla dieta, Luca ha iniziato a fare esercizio fisico in modo graduale per aiutare a costruire la forza. Nel giro di un anno, Luca non solo ha raggiunto un peso sano, ma si è anche sentito più forte e più in forma che mai.

Caso 3: Valentina - Da sottopeso a normopeso

Valentina ha sempre lottato con il suo peso. Nonostante avesse un appetito normale, era sottopeso e si sentiva spesso debole. Decisa a fare un cambiamento, Valentina ha cercato l'aiuto di un nutrizionista.

Insieme, hanno creato un piano che includeva pasti più frequenti e un focus su cibi densi di nutrienti. Valentina ha imparato ad apprezzare i cibi che erano ricchi di proteine, grassi sani e carboidrati complessi. Ha iniziato ad incorporare alimenti come il salmone, l'avocado, le noci e i cereali integrali nei suoi pasti. Ha anche iniziato a fare esercizio fisico in modo regolare, concentrandosi sulla costruzione della forza piuttosto che sull'attività cardio intensa.

Dopo alcuni mesi, Valentina ha iniziato a vedere dei cambiamenti. Ha guadagnato peso gradualmente, ma più importante, si è sentita più forte e più energica. "È stata una trasformazione," dice Valentina. "Non solo mi sento più sana, ma ho anche un rapporto migliore con il cibo. Ora lo vedo come un modo per nutrire il mio corpo, non solo per riempirlo."

Queste storie dimostrano che il guadagno di peso sano è possibile, anche se può richiedere tempo e sforzi. Il segreto è scegliere alimenti nutrienti, fare esercizio fisico in modo regolare e avere pazienza. Ogni persona è unica e ciò che funziona per una persona potrebbe non funzionare per un'altra. Ma con la giusta conoscenza, una buona pianificazione e un atteggiamento positivo, è possibile raggiungere il peso desiderato in modo sano.

Affrontare le sfide mentali ed emotive del guadagno di peso

Il viaggio verso un guadagno di peso sano non riguarda solo il corpo ma coinvolge anche la mente. È comune sperimentare una serie di sfide emotive e mentali lungo il percorso. Capire come affrontare queste sfide può aiutarti a mantenere un atteggiamento positivo e a raggiungere i tuoi obiettivi.

La pressione della società e l'autostima

Viviamo in una società che spesso idealizza corpi sottili e atletici, e questa pressione può rendere difficile accettare un aumento di peso, anche se è sano e necessario. Può essere utile ricordare che il tuo valore non risiede nel tuo aspetto fisico o nel tuo peso. Sei molto più di un numero sulla bilancia. Ricordati di celebrare i tuoi progressi e di apprezzare il tuo corpo per tutto quello che può fare, non solo per come appare.

L'ansia da cibo

Può essere stressante pensare a mangiare di più o a cambiare la tua dieta. Se ti senti in ansia riguardo al cibo, potrebbe essere utile parlare con un dietologo o un terapeuta. Possono fornirti strategie per gestire l'ansia e per costruire un rapporto sano con il cibo.

La paura di ingrassare

Anche se stai cercando di guadagnare peso, potresti avere paura di ingrassare troppo o di perdere il controllo. Ricorda, guadagnare peso in modo sano è un processo controllato e graduale. Non si tratta di mangiare tutto ciò che si vuole, ma di fare scelte alimentari salutari e di aumentare gradualmente l'apporto calorico. È anche importante mantenere un regolare esercizio fisico per promuovere l'aumento della massa muscolare e per mantenere il corpo sano.

La gestione dello stress

Lo stress può avere un impatto significativo sul peso corporeo. Può portare all'aumento o alla perdita di peso, e può anche rendere difficile fare scelte alimentari sane. Trova modi per gestire lo stress che funzionano per te. Ciò potrebbe includere tecniche di rilassamento, come la meditazione o lo yoga, o attività divertenti e rilassanti, come leggere, dipingere o fare passeggiate all'aria aperta.

Ricorda, è completamente normale affrontare sfide mentali ed emotive quando si cerca di guadagnare peso. Non affrontare questo viaggio in solitudine. Cerca il supporto di professionisti della salute mentale e fisica e di persone care. Non aver paura di chiedere aiuto quando ne hai bisogno.

Nel prossimo capitolo, esploreremo più in profondità il mondo dei nutrienti, e come questi possono contribuire all'aumento di peso.

Capitolo 2
Nutrienti e cibo: un viaggio attraverso la salute e il gusto

Il cibo è più di una semplice fonte di calorie. È un insieme complesso di nutrienti, ognuno dei quali ha un ruolo unico nel supportare la nostra salute e il nostro benessere. Quando parliamo di guadagnare peso in modo sano, non stiamo parlando di mangiare indiscriminatamente. Al contrario, stiamo parlando di fare scelte alimentari informate che ci aiutano a costruire muscoli, a fornire energia sostenuta e a mantenere il nostro corpo funzionante al meglio. In questo capitolo, esploreremo il ruolo dei nutrienti nel guadagno di peso sano.

Proteine: i mattoni del nostro corpo

Le proteine sono fondamentali per il guadagno di peso sano. Sono i "mattoni" del nostro corpo, necessari per costruire e riparare i tessuti, tra cui i muscoli. Ogni volta che fai esercizio fisico, le fibre muscolari si rompono e hanno bisogno di proteine per ripararsi e crescere. Pertanto, una dieta ricca di proteine è essenziale se stai cercando di aumentare la massa muscolare. Alcune delle migliori fonti di proteine includono carne magra, pesce, uova, latticini, legumi e noci.

Grassi salutari: la fonte di energia silenziosa

I grassi sono stati demonizzati per anni, ma la verità è che sono essenziali per la nostra salute. Forniscono energia, aiutano l'assorbimento di vitamine e sono necessari per la produzione di ormoni. Inoltre, sono molto densi dal punto di vista calorico: un grammo di grasso fornisce 9 calorie, rispetto alle 4 fornite da un grammo di proteine o carboidrati. Quindi, se stai cercando di aumentare l'apporto calorico senza dover mangiare enormi quantità di cibo, i grassi sono la tua risposta. Ovviamente, non tutti i grassi sono creati uguali: dovresti puntare a consumare principalmente grassi insaturi, presenti in alimenti come l'avocado, il pesce grasso, le noci, i semi e l'olio d'oliva.

Carboidrati complessi: il tuo carburante a lungo termine

I carboidrati sono la principale fonte di energia del nostro corpo. Ma, come per i grassi, è importante fare le scelte giuste. I carboidrati complessi, presenti in alimenti come i cereali integrali, le patate, la frutta e le verdure, sono digeriti lentamente, fornendo un flusso costante di energia e mantenendo i livelli di zucchero nel sangue stabili. Inoltre, sono spesso ricchi di fibre, che aiutano la digestione e promuovono il senso di sazietà.

Nel corso dei prossimi capitoli, esploreremo una varietà di ricette che incorporano questi nutrienti in modo gustoso e gratificante. Non solo avrai l'opportunità di sperimentare nuovi piatti, ma otterrai anche una comprensione più profonda di come il cibo che mangi può aiutarti a raggiungere i tuoi obiettivi di peso.

Micronutrienti: i micro aiutanti del tuo corpo

Non dimentichiamo l'importanza dei micronutrienti: vitamine e minerali. Anche se non forniscono energia o contribuiscono direttamente all'aumento di peso, svolgono un ruolo fondamentale nel mantenere il nostro corpo sano e nel garantire che i macro nutrienti (proteine, grassi e carboidrati) siano utilizzati nel modo più efficiente possibile. Assicurati di includere una varietà di frutta e verdura colorata nella tua dieta per ottenere un ampio spettro di vitamine e minerali.

Idratazione: l'importanza dell'acqua

Infine, ma non meno importante, l'acqua. Rimane il miglior modo per idratare il tuo corpo. Mentre le bevande zuccherate forniscono calorie extra, possono portare a un aumento di peso non sano e causare problemi come il diabete. Cerca di bere molta acqua durante il giorno e ricorda che anche frutta e verdura possono contribuire all'idratazione.

Conclusione

Mangiare per aumentare di peso non significa semplicemente mangiare di più. Significa mangiare meglio. Significa capire come i diversi nutrienti supportano la tua salute e il tuo obiettivo di guadagno di peso e fare scelte alimentari informate. Nel prossimo capitolo, cominceremo il nostro viaggio culinario, esplorando una serie di ricette nutrienti e deliziose che ti aiuteranno a guadagnare peso in modo sano e gustoso.

Tabelle nutrizionali

Le seguenti tabelle nutrizionali forniscono una guida dettagliata alle diverse categorie di nutrienti essenziali per il guadagno di peso sano ed equilibrato.

Esplorando queste tabelle otterai una visione chiara delle fonti alimentari ricche di proteine, grassi salutari e carboidrati complessi, insieme a informazioni sui micronutrienti che contribuiscono al benessere generale del corpo.

Fonti di Proteine

Alimento	Proteine (per 100g)	Fonti di proteine
Carne magra	25-30g	Pollo, tacchino, magro di manzo e maiale
Pesce	20-25g	Salmone, tonno, trota, sgombro
Uova	13g	Uova intere
Latticini	3-5g	Yogurt, latte, formaggio magro
Legumi	7-9g	Lenticchie, fagioli neri, ceci
Frutta a guscio	15-20g	Mandorle, noci, nocciole
Tofu	8-15g	Tofu normale o affumicato

Fonti di Grassi salutari

Alimento	Grassi (per 100g)	Fonti di grassi
Olio di lino	100g	Olio di semi di lino
Semi di canapa	30-35g	Semi di canapa
Noci	30-35g	Noci comuni
Semi di chia	30g	Semi di chia
Burro di mandorle	25-30g	Burro di mandorle, spalmabile
Olio di cocco	99.9g	Olio di cocco
Avocado	14-15g	Avocado fresco
Cioccolato	30g	Cioccolato fondente (da 70% di cacao)
Pesce grasso	10-30g	Salmone, sgombro, sardine
Burro di arachidi	25-30g	Burro di arachidi, spalmabile
Olio evo	100g	Olio extra vergine d'oliva
Semi di girasole	45-50g	Semi di girasole
Mandorle	50g	Mandorle
Pistacchi	45g	Pistacchi
Noci del Brasile	66g	Noci del Brasile

Fonti di Carboidrati complessi

Alimento	Carboidrati (per 100g)	Fonti di carboidrati complessi
Cereali integrali	60-70g	Avena, quinoa, farro, riso integrale
Legumi	20-25g	Ceci, fagioli neri, fagioli verdi
Patate	17-20g	Patate comuni, dolci, patate rosse
Frutta	15-20g	Mele, pere, banane, arance
Verdure	5-10g	Spinaci, broccoli, carote, peperoni

Idratazione

Bevanda	Calorie (per 100ml)	Note
Acqua	0 calorie	Miglior bevanda per la salute
Tè e tisane non zuccherati	0 calorie	Ricco di antiossidanti
Frutta fresca spremuta	30-40 calorie	Attenzione all'apporto di zucchero

Micronutrienti essenziali

Micronutriente	Funzione	Fonti alimentari
Vitamina A	Visione, crescita	Carote, spinaci, melone, fegato
Vitamina C	Collagene, immunità	Agrumi, peperoni, fragole, kiwi
Vitamina D	Assorbimento calcio	Pesce grasso, uova, latte fortificato
Vitamina E	Antiossidante	Mandorle, semi di girasole
Calcio	Fortificazione ossea	Latte, formaggio, broccoli, mandorle
Ferro	Trasporto ossigeno	Spinaci, carne rossa magra, fagioli
Magnesio	Funzione muscolare	Noci, semi, spinaci, banane
Zinco	Sistema immunitario	Carne, noci, semi, lenticchie

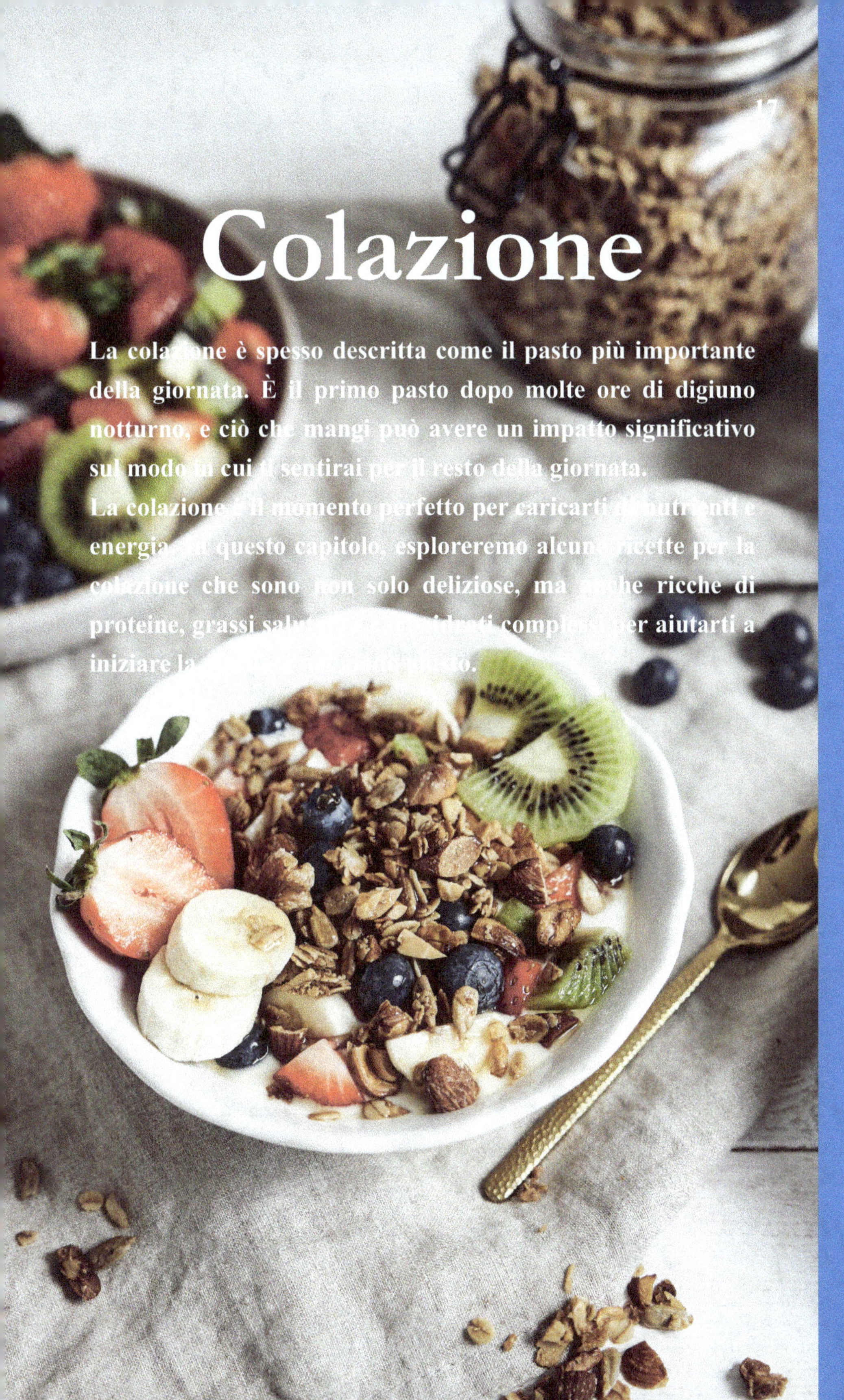

Colazione

La colazione è spesso descritta come il pasto più importante della giornata. È il primo pasto dopo molte ore di digiuno notturno, e ciò che mangi può avere un impatto significativo sul modo in cui ti sentirai per il resto della giornata.

La colazione è il momento perfetto per caricarti di nutrienti e energia. In questo capitolo, esploreremo alcune ricette per la colazione che sono non solo deliziose, ma anche ricche di proteine, grassi salutari e carboidrati complessi per aiutarti a iniziare la giornata con il piede giusto.

Frullato proteico con frutta e noci

I frullati sono una fantastica opzione per la colazione, soprattutto se hai poco tempo. Questo frullato è ricco di proteine grazie allo yogurt greco e al latte di mandorla, e include frutta per un apporto di vitamine e fibre. Le noci aggiungono un tocco croccante e una dose di grassi salutari.

INGREDIENTI

- 240 ml di latte di mandorla
- 120 ml di yogurt greco
- 120-150 g di banana
- 150-200 g di frutti di bosco (freschi o surgelati)
- 30-40 g di noci miste preferite (come nocciole, pecan, macadamia)

Tips: puoi variare la frutta a seconda della stagione e delle tue preferenze.

Proteine: 13 g
Carboidrati: 43 g
Grassi: 28 g
Calorie: 300 kcal

PREPARAZIONE

1. Tosta le noci passandole per due minuti in una padella calda.

2. Pulisci la frutta e taglia la banana a pezzi.

3. Metti tutti gli ingredienti nel frullatore e frulla fino a ottenere un composto omogeneo.

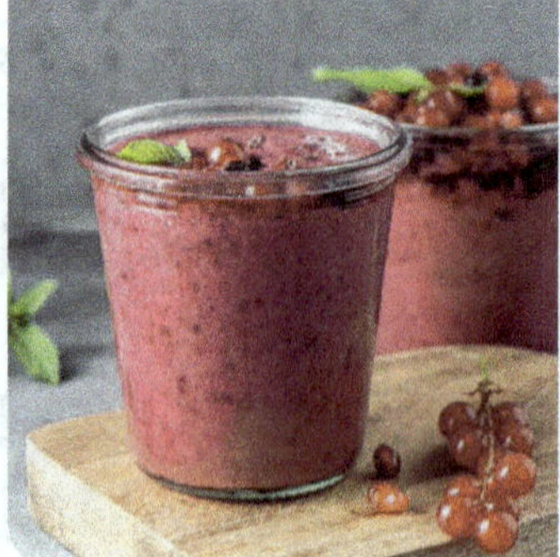

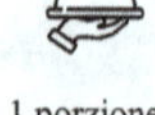

5 minuti   1 porzione   facile

Avena in forno con frutta secca e semi

L'avena è un'ottima fonte di carboidrati complessi, che ti forniranno energia a lungo termine. Cucinando l'avena con latte e uova, otterrai una colazione gustosa e nutriente che ti terrà sazio per ore. La frutta secca e i semi aggiungono grassi salutari e proteine.

PREPARAZIONE

1. Preriscalda il forno a 180°C e rivesti una teglia rettangolare con carta da forno o ungendola leggermente con burro o olio.

2. In una ciotola capiente, versa l'avena e il latte. Mescola bene e lascia riposare per circa 10 minuti. Nel frattempo, prepara gli altri ingredienti. Trita grossolanamente la frutta secca mista se non è già tritata e metti da parte.

3. In un'altra ciotola, sbatti le uova fino a ottenere un composto omogeneo. Aggiungile all'avena e mescola il tutto. Aggiungi la frutta secca e i semi all'impasto e mescola bene.

4. Versa il composto nella teglia livellandolo in modo uniforme. Inforna e cuoci a 180°C per circa 30-35 minuti.

INGREDIENTI

- 240 g di avena
- 480 ml di latte
- 2 uova
- 60 g di frutta secca mista
- 60 ml di semi misti (ad esempio semi di zucca, semi di girasole)

Tips: puoi preparare questa ricetta la sera prima e scaldarla la mattina.

Proteine: 17 g
Carboidrati: 43 g
Grassi: 18 g
Calorie: 360 kcal

 40 minuti

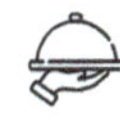 4 porzioni

 facile

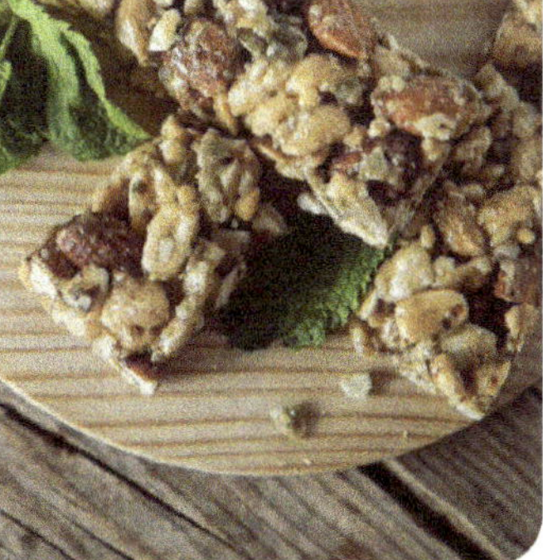

Frittata proteica con verdure

Una frittata è un'opzione eccellente per una colazione ricca di proteine. Le uova forniscono le proteine, mentre le verdure aggiungono fibre e vitamine.

INGREDIENTI

- 6 uova
- 1 peperone
- 1 cipolla
- 1 zucchina
- 1 tazza di spinaci
- Sale e pepe a piacere

Tips: puoi variare le verdure in base a ciò che hai a disposizione.

Proteine: 15 g
Carboidrati: 10 g
Grassi: 10 g
Calorie: 200 kcl

PREPARAZIONE

1. Trita cipolla, taglia peperone e affetta zucchina. Lava gli spinaci.

2. Sbatti le uova con sale e pepe in una ciotola.

3. Cuoci cipolla e peperone in padella con olio fino a teneri.

4. Aggiungi zucchina e spinaci, cuoci brevemente.

5. Versa uova sopra le verdure e cuoci fino a doratura su entrambi i lati.

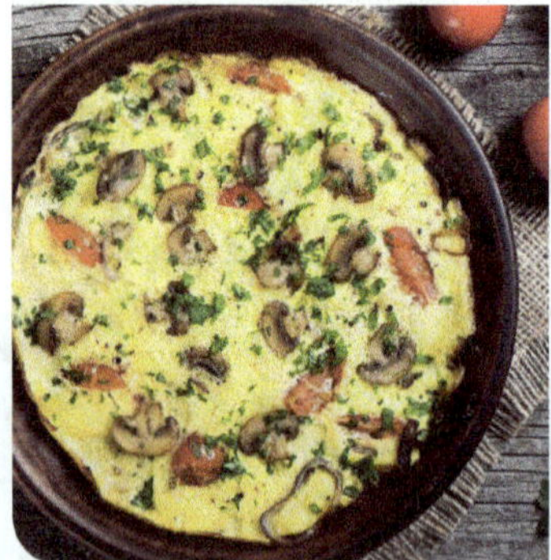

20 minuti

2 porzioni   facile

Porridge di quinoa con frutta secca e semi

La quinoa è un cereale ricco di proteine. Questo porridge di quinoa è una gustosa alternativa all'avena, fornendo proteine, carboidrati complessi e grassi salutari.

PREPARAZIONE

1. In una pentola, versa la quinoa e il latte di mandorla. Porta ad ebollizione, quindi abbassa il fuoco e lascia cuocere a fuoco medio-basso per circa 15-20 minuti o finché la quinoa è morbida e il composto ha raggiunto una consistenza cremosa. Mescola di tanto in tanto durante la cottura.

2. Aggiungi frutta secca mista e mescola bene.

3. Incorpora i semi di chia per ispessire il porridge. Una volta che il porridge ha raggiunto la consistenza desiderata e la quinoa è morbida, togli dal fuoco e lascia riposare per un paio di minuti prima di servire.

4. Servi il porridge e, se desideri, addolciscilo con miele o sciroppo d'acero.

INGREDIENTI

- 180 g di quinoa
- 475 ml di latte di mandorla
- 30 g di frutta secca mista
- 15 g di semi di chia

Tips: puoi addolcire il porridge con un po' di miele o sciroppo d'acero.

Proteine: 12 g
Carboidrati: 60 g
Grassi: 15 g
Calorie: 390 kcal

 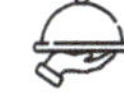  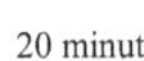

20 minuti   2 porzioni   facile

Panino con burro d'arachidi e banana

Un panino semplice e nutriente perfetto per una colazione veloce.
Il burro d'arachidi fornisce proteine e grassi salutari, mentre la banana offre fibre e dolcezza naturale.

INGREDIENTI

- 2 fette di pane integrale o panino integrale (80g circa)
- 2 cucchiai di burro d'arachidi
- 1 banana

Tips: puoi aggiungere un pizzico di cannella per un tocco in più di sapore.

Proteine: 10 g
Carboidrati: 47 g
Grassi: 18 g
Calorie: 380 kcal

PREPARAZIONE

1. Spalma il burro d'arachidi sul pane, aggiungi le fette di banana e chiudi il panino.

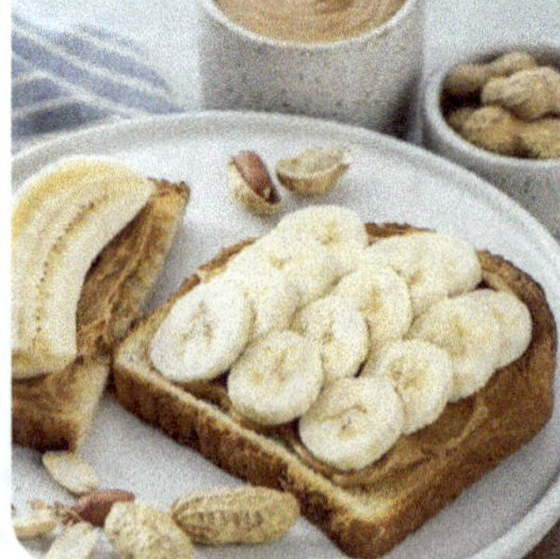

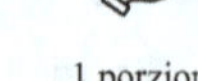

5 minuti   1 porzione   facile

Yogurt greco con muesli e frutti di bosco

Lo yogurt greco è un'ottima fonte di proteine, il muesli fornisce carboidrati complessi e i frutti di bosco offrono vitamine e antiossidanti.

PREPARAZIONE

1. Versa lo yogurt greco in una ciotola.

2. Aggiungi il muesli allo yogurt. Puoi scegliere il tipo di muesli che preferisci, che può includere ingredienti come fiocchi d'avena, frutta secca e semi.

3. Prima di aggiungere i frutti di bosco freschi, lavali accuratamente sotto acqua corrente per rimuovere eventuali residui di terra o impurità.

4. Aggiungi i frutti di bosco allo yogurt e il muesli. Puoi utilizzare frutti di bosco come fragole, mirtilli, lamponi o more, a seconda delle tue preferenze.

5. Mescola bene tutti gli ingredienti nella ciotola fino a ottenere una consistenza uniforme e i frutti di bosco sono distribuiti in modo uniforme nel mix.

INGREDIENTI

- 240 g di yogurt greco
- 60 g di muesli
- 150 g di frutti di bosco

Tips: puoi variare i frutti di bosco a seconda della stagione.

Proteine: 10 g
Carboidrati: 40 g
Grassi: 7 g
Calorie: 280 kcal

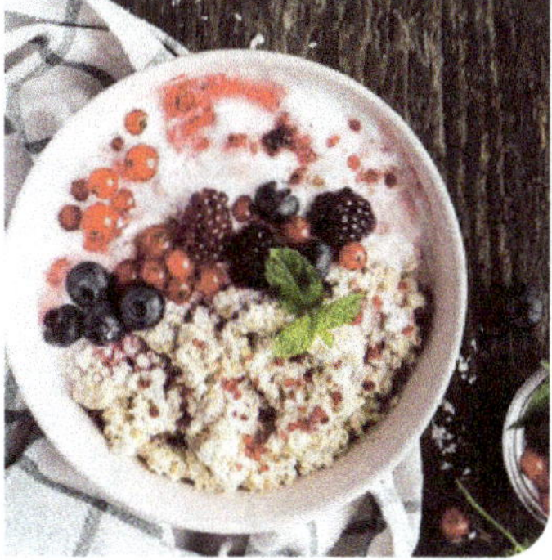

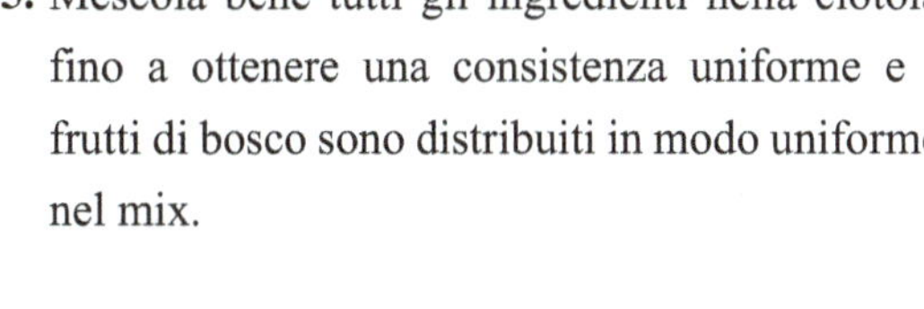

 30 minuti 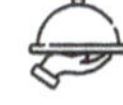 4 porzioni  facile

Cialde con sciroppo d'acero e noci

Queste cialde proteiche sono un'opzione deliziosa e nutriente per la colazione. Lo sciroppo d'acero fornisce dolcezza naturale, mentre le noci aggiungono croccantezza e grassi salutari.

INGREDIENTI

- 100 g di farina d'avena
- 240 ml di latte di mandorla
- 100 g di uova (2 uova medie)
- 60 ml di sciroppo d'acero
- 25 g di noci tritate

Tips: puoi sostituire lo sciroppo d'acero con miele e accompagnare con frutta fresca.

PREPARAZIONE

1. In una ciotola, mescola la farina d'avena, il latte di mandorla, le uova e lo sciroppo d'acero fino a ottenere un impasto omogeneo.

2. Riscalda una piastra apposita e versa l'impasto per creare le cialde. Cuoci fino a quando sono dorate su entrambi i lati.

3. Servi le cialde con una spolverata di noci tritate e un filo di sciroppo d'acero. Puoi sostituire lo sciroppo d'acero con miele e aggiungere frutta fresca per guarnire, se lo desideri.

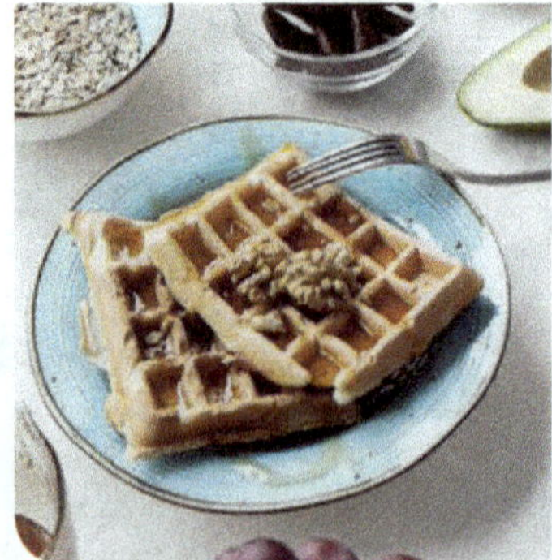

30 minuti

8-10 croissant

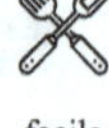
facile

Smoothie bowl con granola e frutta

Uno smoothie bowl è un modo diverso e nutriente di iniziare la giornata. La granola fornisce carboidrati complessi, mentre la frutta fresca offre vitamine e fibre.

PREPARAZIONE

1. In un frullatore, mescola le banane congelate, i frutti di bosco congelati e il latte di mandorla fino a ottenere una consistenza cremosa.

2. Versa il composto in una ciotola. Aggiungi la granola e la frutta fresca sulla parte superiore del tuo smoothie bowl.

INGREDIENTI

- 200 g di banane congelate
- 240 ml di frutti di bosco congelati
- 120 ml di latte di mandorla
- 120 g di granola
- 240 ml di frutta fresca a scelta

Tips: puoi aggiungere un cucchiaio di semi di chia o lino per un apporto extra di fibre.

Proteine: 12 g
Carboidrati: 75 g
Grassi: 7 g
Fibre: 12 g

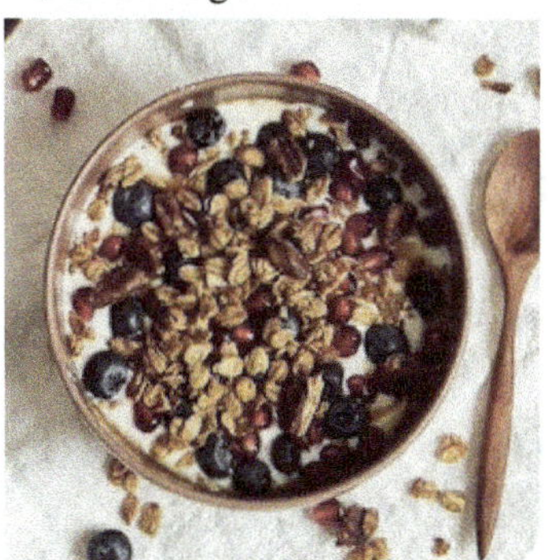

 10 minuti  1 porzione  facile

Uova strapazzate, avocado e pane integrale

Un classico della colazione ricco di proteine e grassi salutari. L'avocado aggiunge cremosità e grassi salutari.

INGREDIENTI

- 2 uova
- 1 avocado
- 2 fette di pane integrale
- Sale e pepe a piacere

Tips: puoi aggiungere un po' di salsa piccante per dare più sapore.

Proteine: 15 g
Carboidrati: 30 g
Grassi: 25 g
Calorie: 400 kcal

PREPARAZIONE

1. In una padella antiaderente, preriscaldata a fuoco medio, rompi le uova e mescolale delicatamente con una spatola fino a quando sono completamente strapazzate. Aggiungi un pizzico di sale e pepe a piacere durante la cottura.

2. Nel frattempo, taglia l'avocado a metà, rimuovi il nocciolo e preleva la polpa con attenzione utilizzando un cucchiaio. Metti la polpa dell'avocado in una ciotola. Aggiungi un pizzico di sale e pepe a piacere. Con l'aiuto di una forchetta, schiaccia l'avocado finemente e mescola fino a ottenere una consistenza cremosa e omogenea.

3. Spalma l'avocado sulle fette di pane integrale.

4. Aggiungi le uova strapazzate sopra l'avocado e condisci con sale e pepe a piacere.

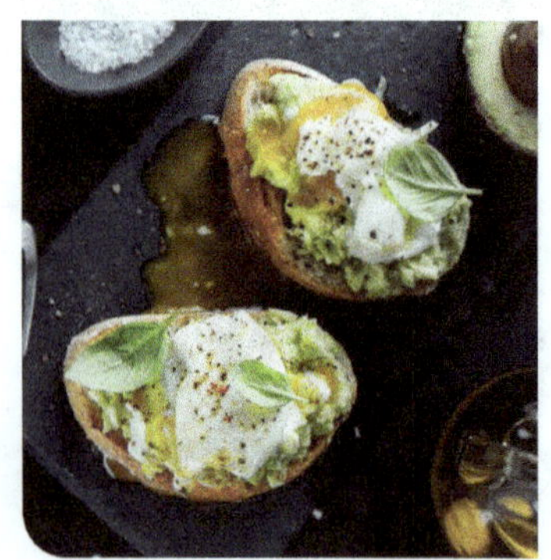

10 minuti

1 porzione

facile

Porridge di avena con burro di mandorle

Un porridge semplice ma nutriente, ricco di carboidrati complessi e proteine. Il burro di mandorle aggiunge un tocco di dolcezza e fornisce proteine extra.

PREPARAZIONE

1. In una pentola, cuoci l'avena nel latte di mandorla a fuoco medio-basso, mescolando di tanto in tanto, fino a quando diventa morbida e ha la consistenza desiderata (circa 10-15 minuti).

2. Aggiungi il burro di mandorle e il miele all'avena cotta e mescola bene fino a ottenere una miscela omogenea.

3. Distribuisci il porridge in due ciotole e guarnisci con frutta fresca o secca a piacere.

INGREDIENTI

- 100 g di avena
- 500 ml di latte di mandorla
- 30 g di burro di mandorle
- 15 g di miele

Tips: puoi aggiungere frutta fresca o secca al porridge.

Proteine: 9 g
Carboidrati: 55 g
Grassi: 12 g
Calorie: 350 kcal

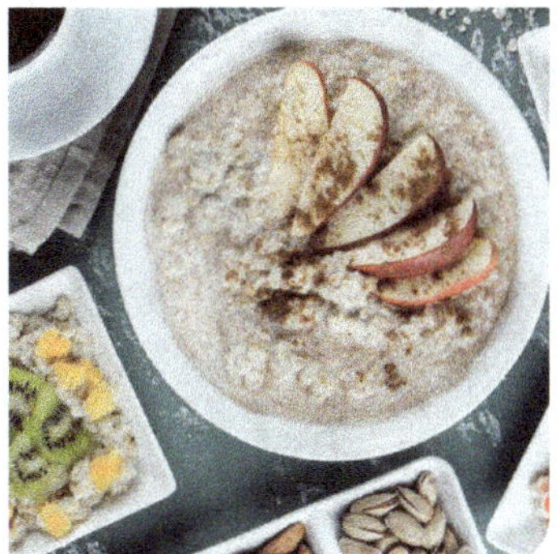

 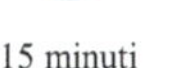 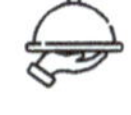 

15 minuti   2 porzioni   facile

Casseruola di patate dolci e salsiccia

Questa casseruola è una colazione sostanziosa e ricca di proteine, carboidrati complessi e vitamine.

INGREDIENTI

- 2 patate dolci grandi
- 500 g di salsiccia di pollo
- 1 cipolla
- 1 peperone
- 6 uova
- Sale e pepe a piacere

Tips: puoi preparare questa casseruola la sera prima e scaldarla la mattina per una colazione veloce e nutriente.

Proteine: 20 g
Carboidrati: 25 g
Grassi: 20 g
Calorie: 350 kcal

PREPARAZIONE

1. Preriscalda il forno a 180°C. Cuoci la salsiccia in una padella, poi aggiungi la cipolla e il peperone tagliati a quadratini e cuoci fino a quando non sono morbidi.

2. In una casseruola, disponi uno strato di patate dolci tagliate a fette, poi uno strato della miscela di salsiccia e verdure, e infine uno strato di uova sbattute.

3. Cuoci in forno per circa 30 minuti o fino a quando le uova non sono completamente cotte.

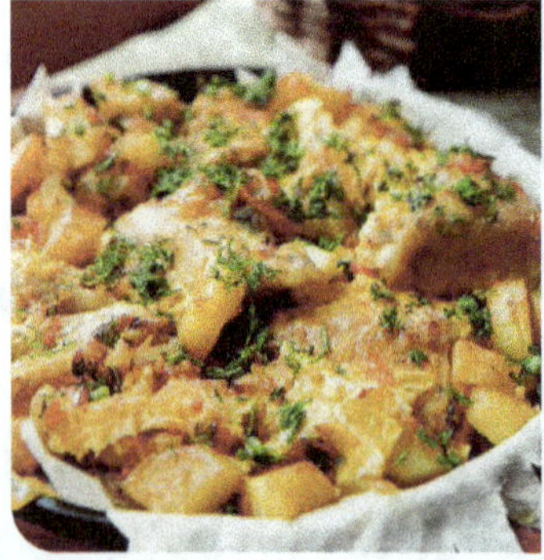

 50 minuti

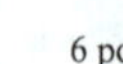 6 porzioni

 media

Muffin di avena e mirtilli

Questi muffin sono un'opzione per la colazione facile da portare con te, ricca di fibre e antiossidanti dati dai mirtilli.

PREPARAZIONE

1. Preriscalda il forno a 180°C.

2. In una ciotola, schiaccia la banana e poi aggiungi l'uovo, il latte di mandorla e il miele, mescolando fino a ottenere un composto omogeneo.

3. Aggiungi l'avena e i mirtilli e mescola ancora.

4. Distribuisci il composto in una teglia per muffin.

5. Cuoci in forno per circa 20-25 minuti o fino a quando i muffin sono dorati.

INGREDIENTI

- 200 g di avena
- 100 g di mirtilli freschi
- 1 banana
- 1 uovo
- 120 ml di latte di mandorla
- 60 g di miele

Tips: puoi sostituire i mirtilli con altri frutti di bosco. Aggiungi un pizzico di cannella per un sapore extra.

Proteine: 3 g
Carboidrati: 28 g
Grassi: 1.5 g
Calorie: 140 kcal

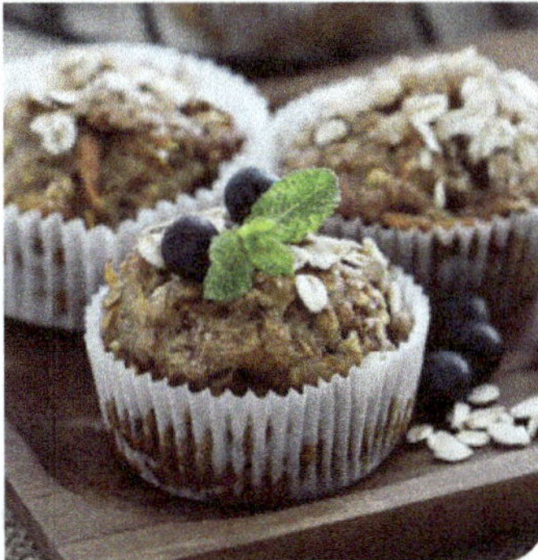

 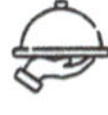  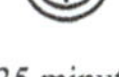

35 minuti   12 muffin   media

Granola al burro di arachidi e cioccolato

Ricca di fibre, proteine e dolcezza naturale, è perfetta per una colazione equilibrata o uno spuntino nutriente.

INGREDIENTI

- 300 g di avena in fiocchi
- 100 g di noci miste (noci, nocciole, mandorle)
- 50 g di semi misti (semi di girasole, semi di zucca)
- 125 g di burro di arachidi
- 85 ml di miele o sciroppo d'acero
- 60 ml di olio di cocco
- 75 g di gocce di cioccolato

Tips: puoi aggiungere altri tipi di noci o semi.

Proteine: 9 g
Carboidrati: 35 g
Grassi: 23 g

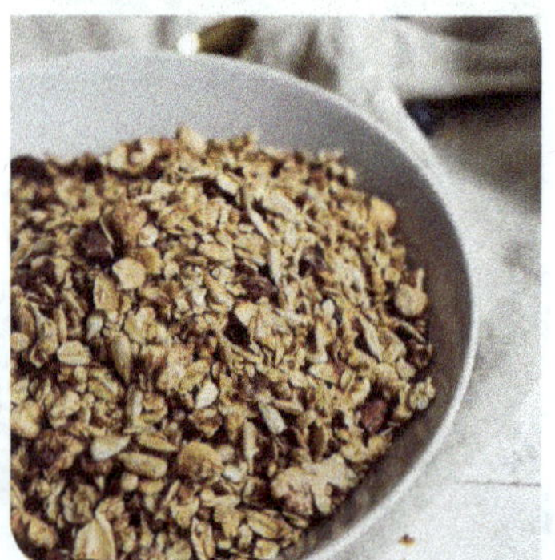

PREPARAZIONE

1. Preriscalda il forno a 150°C.
   In una grande ciotola, miscela l'avena, le noci tritate grossolanamente e i semi.

2. In una piccola pentola, scalda il burro di arachidi, il miele e l'olio di cocco fino a quando non si sono fusi.

3. Versa la miscela di burro di arachidi sull'avena e mescola bene, assicurandoti che l'avena sia ben coperta.

4. Stendi la granola su una teglia rivestita di carta da forno e cuoci in forno per 20-25 minuti, mescolando ogni 10 minuti, fino a quando la granola è dorata.

5. Lascia raffreddare completamente. Una volta raffreddata, aggiungi le gocce di cioccolato e mescola. Si conserva in un contenitore ermetico per 1-2 settimane. Utilizzala con latte o yogurt.

 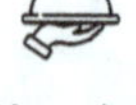 

35 minuti   10 porzioni   facile

Granola anacardi e datteri

La granola anacardi e datteri è una deliziosa combinazione di sapori dolci e speziati, arricchita da nutrienti essenziali. È l'ideale per apportare un tocco di dolcezza naturale al tuo yogurt o smoothie del mattino, fornendo una fonte di proteine, fibre e grassi salutari.

PREPARAZIONE

1. Preriscalda il forno a 150°C.
   In una grande ciotola, combina l'avena, gli anacardi, i semi di chia e i datteri.

2. In una piccola pentola, scalda l'olio di cocco, il miele, l'estratto di vaniglia e la cannella fino a quando si sono fusi e combinati.

3. Versa la miscela di olio di cocco sull'avena e mescola bene, assicurandoti che l'avena sia ben coperta.

4. Stendi la granola su una teglia rivestita di carta da forno e cuoci in forno per 20-25 minuti, mescolando ogni 10 minuti, fino a quando la granola è dorata.

5. Lascia raffreddare completamente prima di conservare in un contenitore ermetico.

INGREDIENTI

- 300 g di avena in fiocchi
- 100 g di anacardi tritati grossolanamente
- 50 g di semi di chia
- 50 g di datteri, tritati
- 85 ml di olio di cocco
- 125 ml di miele o sciroppo d'acero
- 1 cucchiaino di estratto di vaniglia
- 1/2 cucchiaino di cannella

Proteine: 5 g
Carboidrati: 21 g
Grassi: 10 g
Calorie: 178 kcal

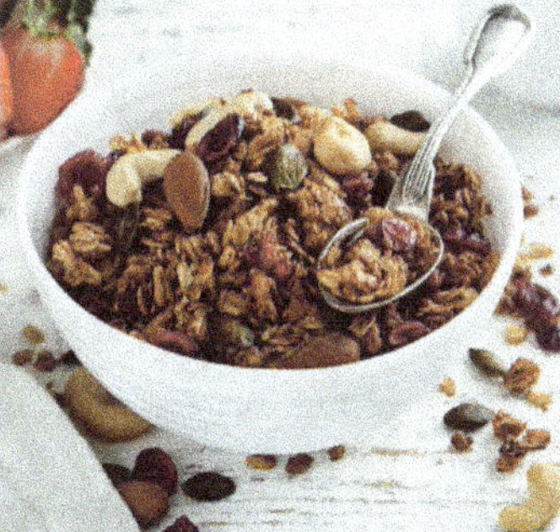

 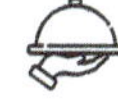 

35 minuti   10 porzioni   facile

Pancakes proteici

Questi pancakes proteici sono ideali per aumentare l'apporto calorico giornaliero in modo sano ed equilibrato, con nutrienti bilanciati.
Gli ingredienti offrono proteine, carboidrati complessi e grassi salutari.

INGREDIENTI

- 100 g di fiocchi d'avena
- 60 g di proteine in polvere
- 30 g di mandorle tritate
- 30 ml di semi di chia
- 60 ml di miele
- 2 uova
- 240 ml di latte di mandorla
- 5 g di cannella in polvere
- 5 ml di estratto di vaniglia
- 2 g di sale
- 30 g di burro di mandorle
- Frutta fresca a piacere

Proteine: 9 g
Carboidrati: 33 g
Grassi: 13 g
Calorie: 279 kcal

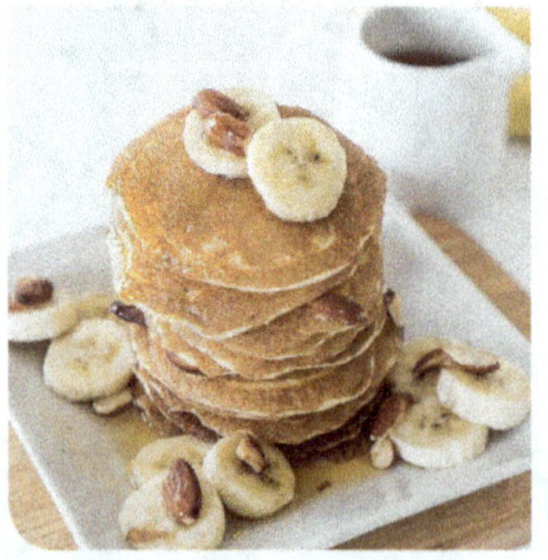

PREPARAZIONE

1. In una ciotola, mescola i fiocchi d'avena, le proteine in polvere, le mandorle tritate e i semi di chia.

2. In un'altra ciotola, sbatti le uova e aggiungi il miele (o sciroppo d'acero), il latte di mandorla, la cannella, l'estratto di vaniglia e il sale. Mescola bene.

3. Unisci ingredienti secchi a quelli liquidi e mescola fino a ottenere un composto omogeneo. Riscalda una padella antiaderente leggermente unta a fuoco medio.

4. Versa un mestolo di impasto nella padella e cuoci fino a quando compaiono bollicine sulla superficie. Poi, giralo e cuoci fino a doratura su entrambi i lati.

5. Ripeti il processo con il resto dell'impasto. Servi i pancakes guarniti con burro di mandorle e frutta fresca a piacere.

20 minuti — 4 pancakes — media

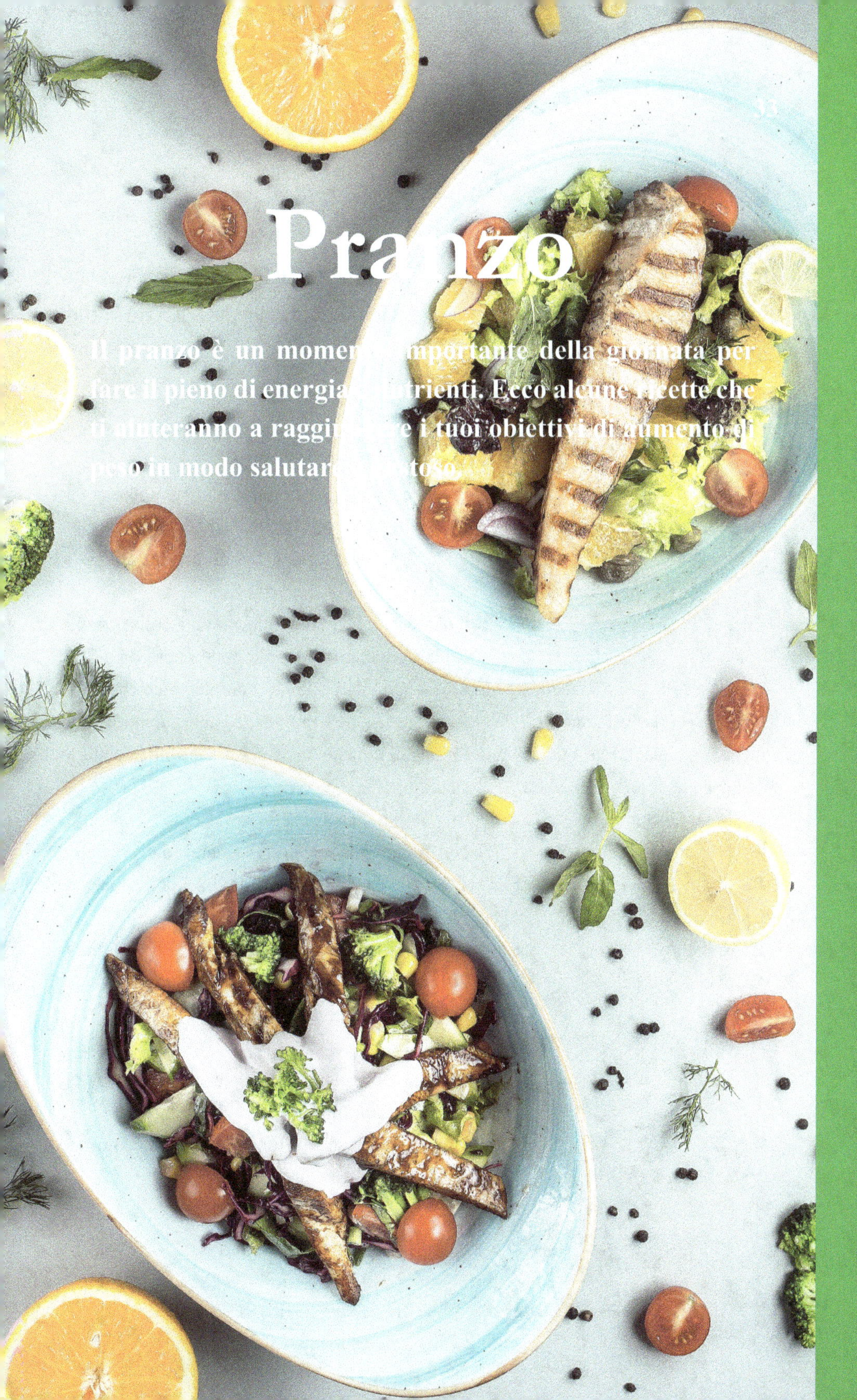

Pranzo

Il pranzo è un momento importante della giornata per fare il pieno di energia e nutrienti. Ecco alcune ricette che ti aiuteranno a raggiungere i tuoi obiettivi di aumento di peso in modo salutare e gustoso.

Pollo alla griglia con patate dolci

Un pasto equilibrato che offre proteine magre dal pollo e carboidrati complessi dalle patate dolci. È una scelta salutare che soddisferà il tuo palato e fornirà importanti nutrienti.

INGREDIENTI

- 2 petti di pollo
- 2 patate dolci
- Olio d'oliva
- Sale
- Pepe

Tips: scegli il pollo senza pelle per una versione più leggera e lascia la buccia sulle patate dolci per un extra di fibre e nutrienti.

Proteine: 26 g
Carboidrati: 35 g
Grassi: 8 g
Calorie: 296 kcal

PREPARAZIONE

1. Preriscalda la griglia e imposta la temperatura a fuoco medio-alto. Condisci i petti di pollo con un pizzico di sale, pepe e un filo d'olio d'oliva.

2. Posiziona i petti di pollo conditi sulla griglia calda e cuoci per circa 6-8 minuti per lato o fino a quando il pollo è completamente cotto. Assicurati che raggiunga una temperatura interna di almeno 75°C per garantirne la cottura sicura.

3. Nel frattempo, prepara le patate dolci. Lavale, sbucciale e tagliale a fette sottili. Condiscile con un filo d'olio d'oliva, sale e pepe.
Cuoci le patate dolci nel forno a 180°C per circa 20-25 minuti o fino a quando diventano morbide e leggermente dorati.

4. Servi il pollo alla griglia con le patate dolci come contorno. Puoi aggiungere erbe aromatiche fresche o limone per un tocco extra di sapore.

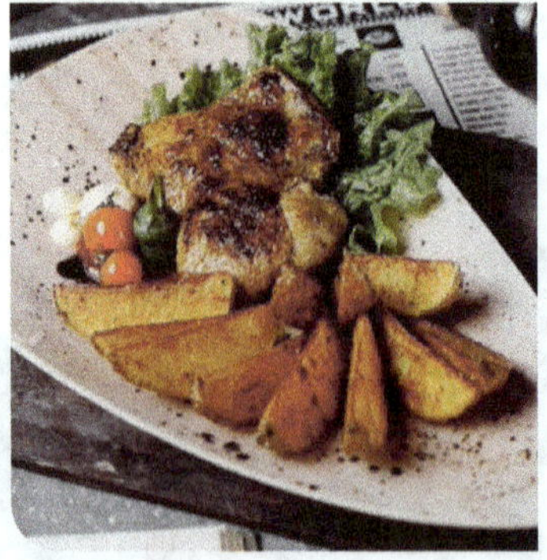

 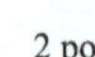 

15 minuti   2 porzioni   facile

Lasagne al forno con verdure e formaggio

Le lasagne al forno con verdure e formaggio offrono una combinazione di gusti squisiti e nutrienti essenziali. Questo piatto è un'eccellente fonte di fibre, vitamine e minerali grazie alle verdure, mentre il formaggio fornisce proteine e calcio.

PREPARAZIONE

1. In una padella, soffriggi la cipolla e l'aglio in un filo d'olio d'oliva finché diventano traslucidi.

2. Aggiungi le verdure tagliate a cubetti e cuoci fino a quando diventano tenere.

3. In una pirofila, inizia a comporre il piatto. Disponi uno strato di lasagne, seguito da uno strato di verdure e uno strato di formaggio. Ripeti questo processo fino a esaurire gli ingredienti.

4. Cuoci in forno preriscaldato a 180°C per 30-40 minuti o finché la superficie è dorata e le lasagne sono cotte.

INGREDIENTI

- 1 confezione di lasagne
- 1 cipolla
- 2 spicchi d'aglio
- 2 carote
- 2 zucchine
- 2 peperoni
- 200 g di parmigiano o pecorino grattugiato
- Olio d'oliva
- Sale
- Pepe

Proteine: 15 g
Carboidrati: 45 g
Grassi: 10 g
Fibre: 7 g
Calorie: 325 kcal

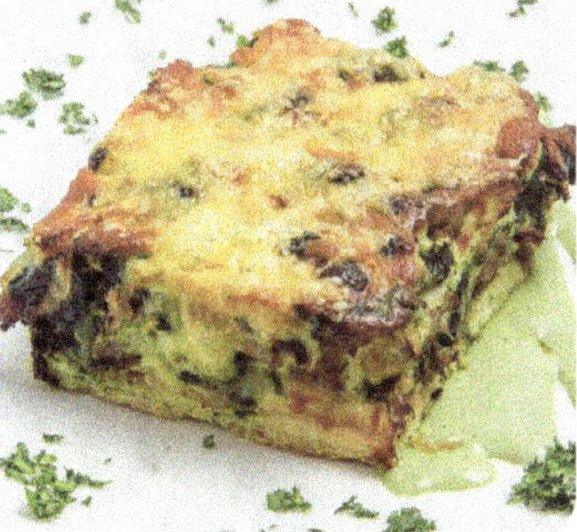

____

____

____

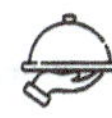

1 ora   6 porzioni   media

Risotto ai funghi e parmigiano

Il risotto ai funghi e parmigiano è un piatto classico che offre una deliziosa combinazione di carboidrati dal riso, proteine dai funghi e formaggio, e una ricchezza di sapore grazie al parmigiano grattugiato.

INGREDIENTI

- 1 cipolla
- 250 g di funghi
- 200 g di riso Arborio
- 1 litro di brodo vegetale
- 100 g di parmigiano grattugiato
- Olio d'oliva
- Sale
- Pepe

Tips: puoi sfumare con vino bianco dopo aver tostato il riso.

Proteine: 10 g
Carboidrati: 65 g
Grassi: 6 g

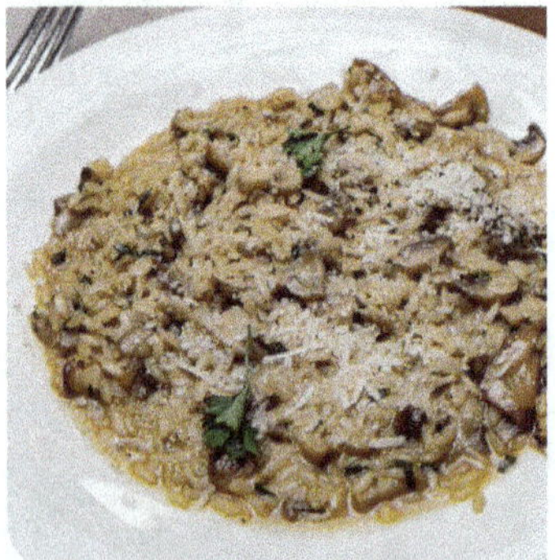

PREPARAZIONE

1. In una pentola, soffriggi la cipolla in un filo d'olio d'oliva finché diventa traslucida.

2. Aggiungi i funghi puliti e tagliati e cuoci finché non diventano dorati e rilasciano il loro aroma. Incorpora il riso e tostalo per un paio di minuti, mescolando costantemente.

3. Inizia ad aggiungere il brodo vegetale poco alla volta, continuando a mescolare costantemente. Aggiungi altro brodo solo quando il precedente è stato assorbito.

4. Prosegui finché il riso è cotto al dente e ha assorbito la maggior parte del brodo.

5. Aggiungi il parmigiano grattugiato e mescola fino a ottenere una consistenza cremosa. Aggiusta il sapore con sale e pepe a piacere.

____

____

 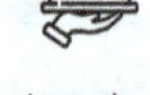 

40 minuti   4 porzioni   facile

Insalata di quinoa, feta e avocado

Una combinazione ideale di proteine, grassi sani e carboidrati complessi. La quinoa offre una buona dose di proteine vegetali, mentre l'avocado aggiunge grassi monoinsaturi benefici. La feta fornisce un tocco di sapore unico.

INGREDIENTI

- 185 g di quinoa
- 1 avocado
- 100 g di feta
- 1 pomodoro
- Olio d'oliva
- Sale
- Pepe

Tips: aggiungi peperoni, cetrioli o spinaci, e arricchisci con semi di chia o girasole.

Proteine: 12 g
Carboidrati: 30 g
Grassi: 26 g
Calorie: 400 kcal

PREPARAZIONE

1. Cuoci la quinoa seguendo le istruzioni sulla confezione e lasciala raffreddare.

2. In una ciotola, mescola la quinoa cotta con cubetti di avocado maturo, pomodoro a cubetti e la feta sbriciolata.

3. Condisci con olio d'oliva, sale e pepe a piacere.

4. Mescola bene tutti gli ingredienti in modo che siano uniformemente distribuiti.
   Servi l'insalata fresca.

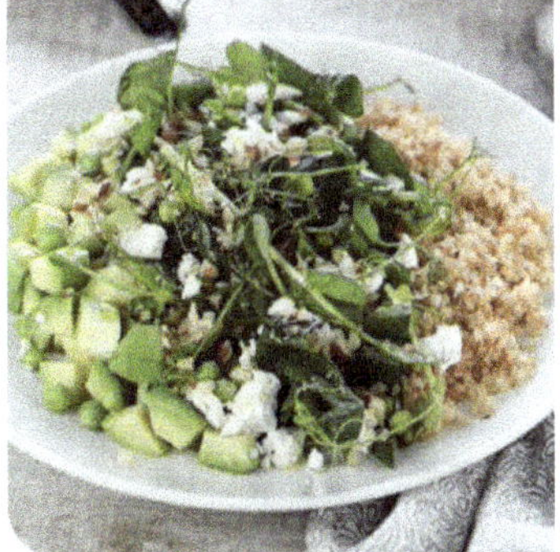

30 minuti

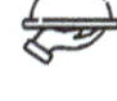
2 porzioni

facile

Hamburger di salmone con patatine al forno

Una gustosa alternativa all'hamburger tradizionale. Il salmone offre grassi omega-3 benefici per la salute del cuore e le patatine al forno sono una scelta più leggera rispetto alle patatine fritte. Un pasto equilibrato e saporito!

INGREDIENTI

- 2 filetti di salmone
- 2 panini per hamburger
- Lattuga
- Pomodoro
- Maionese
- 2 patate grandi
- Olio d'oliva
- Sale
- Pepe

Proteine: 30 g
Carboidrati: 31 g
Grassi: 20 g
Calorie: 430 kcal

PREPARAZIONE

1. Prepara gli hamburger di salmone pulendo e tagliando i filetti in pezzi, quindi frulla il salmone con le spezie desiderate fino a ottenere una miscela omogenea. Infine, forma due hamburger compatti con le mani.

2. Cuoci gli hamburger di salmone in una padella con olio d'oliva finché sono ben cotti.

3. Nel frattempo, taglia le patate a bastoncini, condiscile con olio d'oliva, sale e pepe, quindi cuocile in forno a 200°C fino a quando risultano croccanti.

4. Assembla gli hamburger con lattuga, pomodoro e maionese secondo i tuoi gusti.

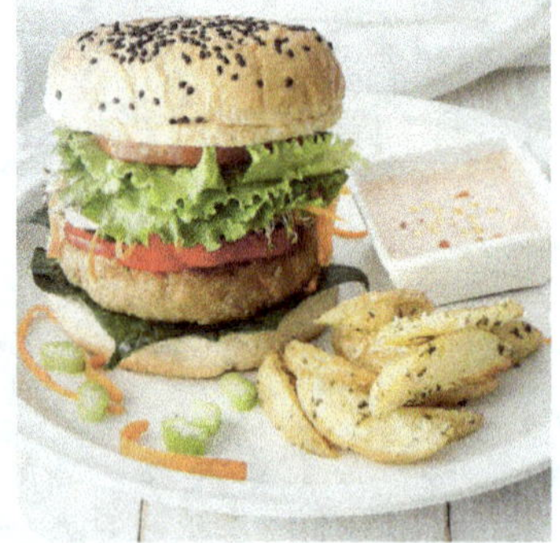

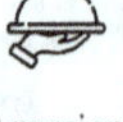
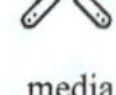

40 minuti   2 porzioni   media

Zuppa di lenticchie e salsiccia

Questa zuppa di lenticchie e salsiccia è un piatto ricco di nutrienti che offre una combinazione equilibrata di proteine, carboidrati e grassi. Le lenticchie sono una fonte eccellente di proteine vegetali.

INGREDIENTI

- 200 g di lenticchie
- 1 salsiccia
- 1 cipolla
- 2 carote
- 2 spicchi d'aglio
- Brodo vegetale
- Olio d'oliva
- Sale
- Pepe

Tips: puoi sostituire la salsiccia con pancetta.

Proteine: 15 g
Carboidrati: 30 g
Grassi: 14 g
Calorie: 300 kcal

PREPARAZIONE

1. In una pentola, soffriggi la cipolla e l'aglio con un po' di olio d'oliva.

2. Aggiungi le carote pulite e tagliate a cubetti e la salsiccia sbriciolata.

3. Aggiungi le lenticchie e copri tutto con brodo vegetale.

4. Lascia cuocere a fuoco medio fino a quando le lenticchie diventano tenere.

5. Aggiusta il sapore con sale e pepe a piacere.

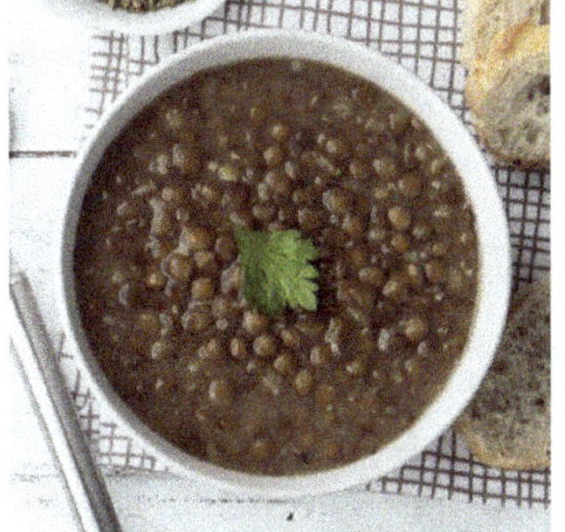

 1 ora

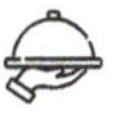 4 porzioni

 facile

Pasta al forno con ricotta e spinaci

La pasta al forno è un'opzione equilibrata e ricca di nutrienti essenziali. Con la cremosità della ricotta, l'aggiunta di spinaci per un tocco di freschezza, e la pasta come fonte di carboidrati complessi, questa ricetta soddisferà i bisogni nutrizionali.

INGREDIENTI

- 500g di pasta
- 300g di ricotta
- 200g di spinaci
- 100g di parmigiano grattugiato
- Sale
- Pepe

Tips: puoi aggiungere dei cubetti di prosciutto cotto o pancetta.

Proteine: 28 g
Carboidrati: 75 g
Grassi: 20 g
Calorie: 600 kcal

PREPARAZIONE

1. Cuoci la pasta come indicato sulla confezione. Nel frattempo, cuoci gli spinaci in una padella con un po' d'olio.

2. Mescola la pasta cotta con la ricotta, gli spinaci e metà del parmigiano.

3. Versa il composto in una pirofila, cospargi con il parmigiano restante e cuoci in forno a 180°C per 20 minuti.

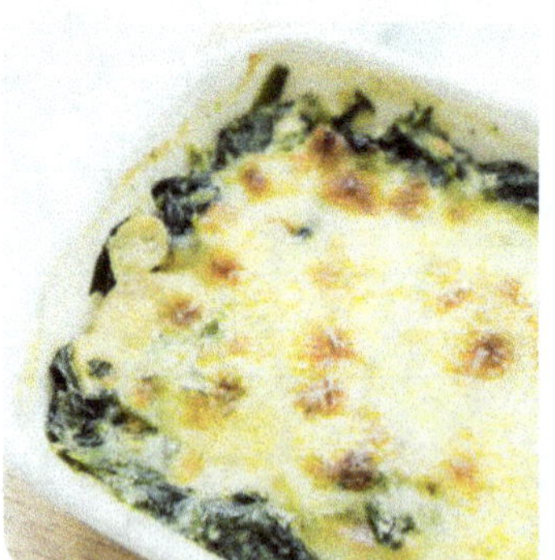

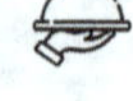

40 minuti   4 porzioni   media

Curry di pollo e riso basmati

PREPARAZIONE

1. In una pentola antiaderente, scalda un po' di olio d'oliva a fuoco medio. Aggiungi la cipolla tritata e l'aglio e soffriggi finché diventano dorati e aromatici. Aggiungi il peperone rosso tagliato a cubetti e cuoci per alcuni minuti fino a quando diventa morbido. Aggiungi i cubetti di pollo e cuoci fino a quando sono completamente cotti e dorati. Aggiungi la pasta di curry e mescola bene con gli ingredienti nella pentola. Questo conferirà al piatto il caratteristico sapore del curry e un tocco di piccantezza, quindi assicurati di regolarlo in base alle tue preferenze.

2. Versa il latte di cocco nella pentola e mescola delicatamente. Lascia cuocere per qualche minuto finché la salsa si addensa leggermente.

3. Nel frattempo, cuoci il riso basmati seguendo le istruzioni sulla confezione.

4. Servi il curry di pollo sopra una porzione di riso basmati caldo. Puoi decorare con erbe aromatiche fresche, come prezzemolo o coriandolo, se lo desideri.

INGREDIENTI

- 2 petti di pollo
- 1 cipolla
- 2 spicchi d'aglio
- 1 peperone
- 1 tazza di latte di cocco
- 2 cucchiai di pasta di curry
- 1 tazza di riso basmati
- Olio d'oliva
- Sale

Tips: aggiungi verdure extra come zucchine, piselli o spinaci per aumentare la quantità di fibra e antiossidanti.

Proteine: 30 g
Carboidrati: 45 g
Grassi: 25 g
Calorie: 480 kcal

 40 minuti   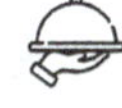 2 porzioni    media

Polpette di manzo con purè di patate

Un piatto gustoso e nutriente che unisce proteine magre e carboidrati complessi. Il manzo macinato offre una buona dose di proteine, mentre le patate forniscono energia sostenuta grazie ai carboidrati.

INGREDIENTI

- 500g di carne di manzo macinata
- 1 uovo
- Pangrattato
- 4 patate
- Latte
- Burro
- Olio d'oliva
- Sale
- Pepe

Proteine: 30 g
Carboidrati: 30 g
Grassi: 18 g
Calorie: 400 kcal

PREPARAZIONE

1. Inizia mescolando la carne di manzo macinata con un uovo e il pangrattato. Puoi anche aggiungere spezie o erbe aromatiche a tuo piacimento per arricchire il sapore.

2. Forma delle polpette con il composto risultante. Usa mani umide per evitare che si attacchi alle dita.

3. In una padella antiaderente, scalda un po' di olio d'oliva a fuoco medio. Cuoci le polpette fino a quando sono ben cotte e dorate su tutti i lati. Assicurati che il manzo sia cotto completamente.

4. Nel frattempo, cuoci le patate in acqua bollente. Una volta cotte, schiacciale e mescola con il latte e il burro per creare un purè di patate cremoso.

5. Servi le polpette di manzo calde su un letto di purè di patate.

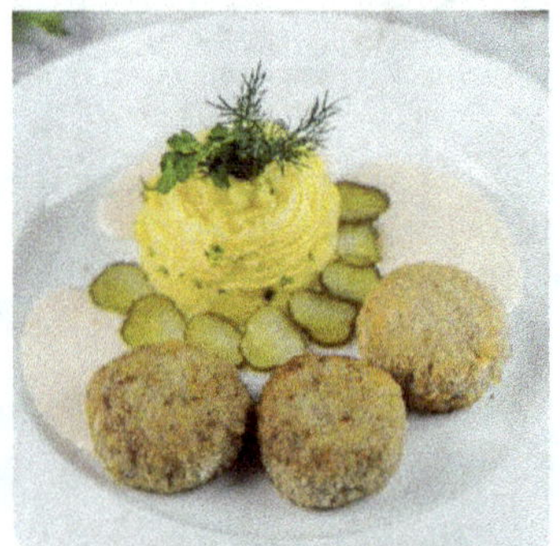

45 minuti

4 porzioni

media

Cuscus con verdure grigliate e hummus

Questo piatto leggero e saporito è una scelta nutriente ricca di fibre, vitamine e proteine vegetali, perfetta per un pasto bilanciato.

PREPARAZIONE

1. Prepara il cuscus seguendo le istruzioni sulla confezione. Generalmente, verserai acqua bollente sul cuscus, coprirai e lascerai riposare fino a quando assorbirà l'acqua.

2. Nel frattempo, riscalda una griglia o padella antiaderente. Taglia le verdure (zucchine, peperoni, melanzane) a fette o pezzetti, condiscile con un filo d'olio d'oliva, sale e pepe, e griglia fino a ottenere una leggera doratura.

3. Una volta pronto, sgranocchia il cuscus con una forchetta per renderlo leggero e sgranato.

4. Servi il cuscus in un piatto o una ciotola, aggiungi le verdure grigliate sopra e completa con generose cucchiaiate di hummus. Puoi condire il piatto con un filo d'olio d'oliva aggiuntivo se desideri.

INGREDIENTI

- 185 g di cuscus
- 400 g di verdure miste (zucchine, peperoni, melanzane)
- 60 g di hummus
- Olio d'oliva
- Sale
- Pepe

Tips: puoi spremere un po' di limone sopra il piatto prima di servire.

Proteine: 12 g
Carboidrati: 65 g
Grassi: 6 g
Calorie: 350 kcal

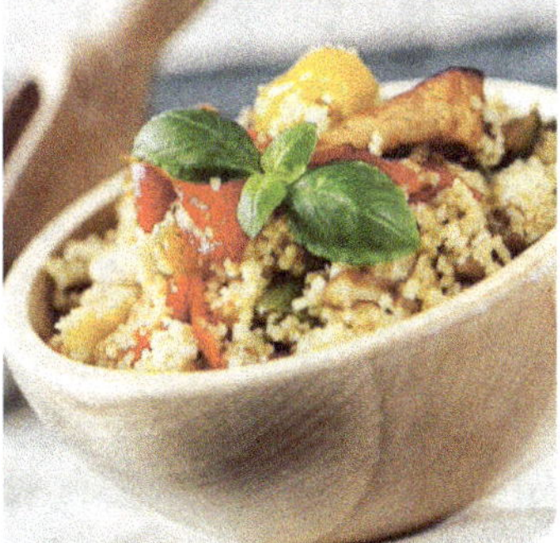

 30 minuti
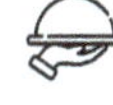 2 porzioni
 facile

Parmigiana di melanzane

Un piatto classico della cucina italiana, ricco di sapore e con un buon apporto calorico e un buon bilanciamento tra carboidrati e grassi.

INGREDIENTI

- 2 melanzane (circa 600 g)
- 500 g di salsa di pomodoro
- 200 g di mozzarella
- 100 g di parmigiano grattugiato
- Olio d'oliva per friggere
- Sale
- Pepe

Tips: puoi cuocere le melanzane al forno invece di friggerle.

Proteine: 15 g
Carboidrati: 20 g
Grassi: 22 g
Calorie: 350 kcal

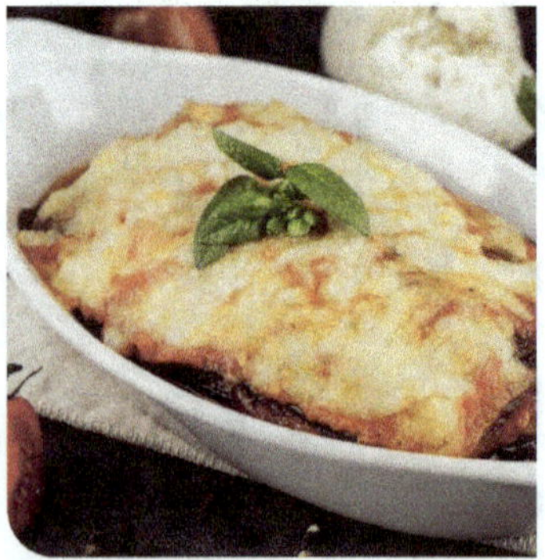

PREPARAZIONE

1. Taglia le melanzane a fette sottili e lasciale riposare in uno scolapasta con un po' di sale per 30 minuti per eliminare l'amaro.

2. Sciacqua e asciuga bene le melanzane.

3. Friggi le fette di melanzane in olio d'oliva caldo fino a doratura e scolale su carta assorbente.

4. Prepara la salsa di pomodoro, puoi aggiungere basilico, aglio e un po' di sale e pepe per insaporirla.

5. Taglia la mozzarella e componi strati alternati di melanzane, salsa, formaggio e cuoci in forno a 180°C per circa 30 minuti.

6. Guarnisci con basilico fresco e servi.

____

____

____

 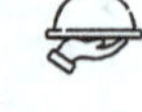 

1 ora   4 porzioni   media

Polpette di melanzane al forno

Ricche di nutrienti, offrono un profilo nutrizionale equilibrato.
Le melanzane sono una fonte significativa di fibre, vitamine e minerali,
tra cui la vitamina K, il folato e il potassio.

PREPARAZIONE

1. Preriscaldate il forno a 200°C. Tagliate le melanzane a metà per il lungo e mettetele su una teglia rivestita di carta da forno. Cuocetele in forno per 25-30 minuti, fino a quando saranno morbide. Lasciatele raffreddare leggermente, poi estraete la polpa con un cucchiaio e tritatela grossolanamente. Nel frattempo tritate anche il prezzemolo, l'aglio e la cipolla.

2. In una ciotola grande, mescolate la polpa di melanzane, il pangrattato, il prezzemolo, l'aglio, la cipolla, l'uovo, il sale e il pepe.

3. Formate delle polpette con le mani e disponetele su una teglia leggermente unta con l'olio.

4. Cuocete le polpette in forno per 25-30 minuti, girandole a metà cottura, fino a quando saranno dorate e croccanti.

5. Servite le polpette di melanzane calde con salsa di pomodoro o insalata.

INGREDIENTI

- 2 melanzane medie
- 100 g circa di pangrattato
- 1/4 tazza di prezzemolo
- 2 spicchi d'aglio
- 1 cipolla piccola
- 1 uovo
- Sale e pepe nero macinato
- Olio per ungere la teglia

Proteine: 5 g
Carboidrati: 27g
Grassi: 4g
Calorie: 155 kcal

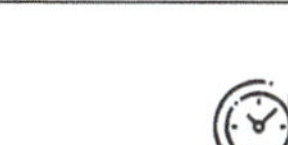 60 minuti

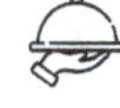 4 porzioni

 media

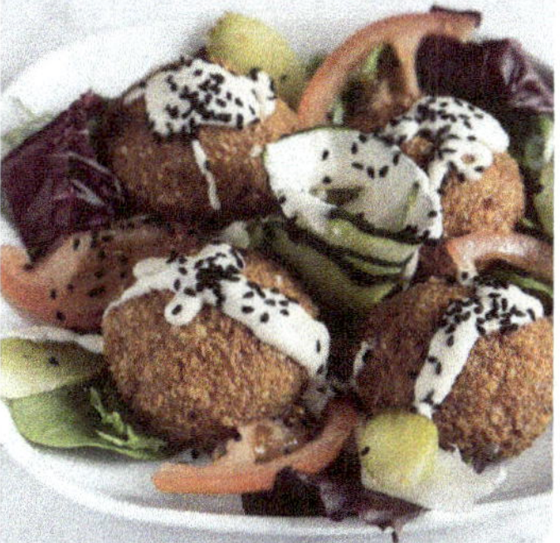

Salmone al limone con quinoa

Questa ricetta offre una combinazione equilibrata di proteine, grassi salutari e carboidrati a basso indice glicemico. Il salmone è ricco di acidi grassi omega-3 benefici per la salute cardiaca, mentre la quinoa è una fonte di proteine complete e fibre.

INGREDIENTI

- 2 filetti di salmone
- 1 tazza di quinoa (185 g)
- 2 tazze d'acqua (370 g)
- 1 limone
- 2 cucchiai di olio d'oliva
- Sale e pepe a piacere
- Prezzemolo fresco

Tips: accompagna con verdure grigliate o al vapore per più fibre e nutrienti.

Proteine: 30g
Carboidrati: 40g
Grassi: 15g
Calorie: 400 kcal

PREPARAZIONE

1. Preriscalda il forno a 180°C.

   Cuoci la quinoa seguendo le istruzioni sulla confezione. Solitamente, la proporzione è di 1 tazza di quinoa per 2 tazze d'acqua. Porta a ebollizione, quindi riduci il calore e fai sobbollire coperto fino a quando l'acqua è assorbita.

2. Mentre la quinoa cuoce, prepara i filetti di salmone. Spremi il succo di mezzo limone sui filetti, quindi aggiungi un filo d'olio d'oliva, sale e pepe.

   Posiziona i filetti di salmone su una teglia foderata di carta da forno e cuoci in forno per circa 12-15 minuti o finché il salmone si sfalda facilmente con una forchetta.

4. Servi il salmone sopra la quinoa, aggiungi fettine sottili del restante mezzo limone e guarnisci con prezzemolo fresco (se desideri).

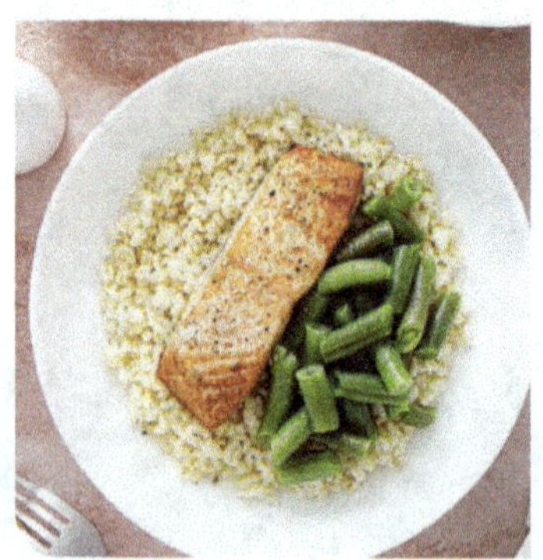

30 minuti

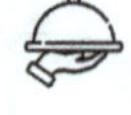
2 porzioni

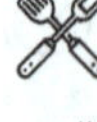
media

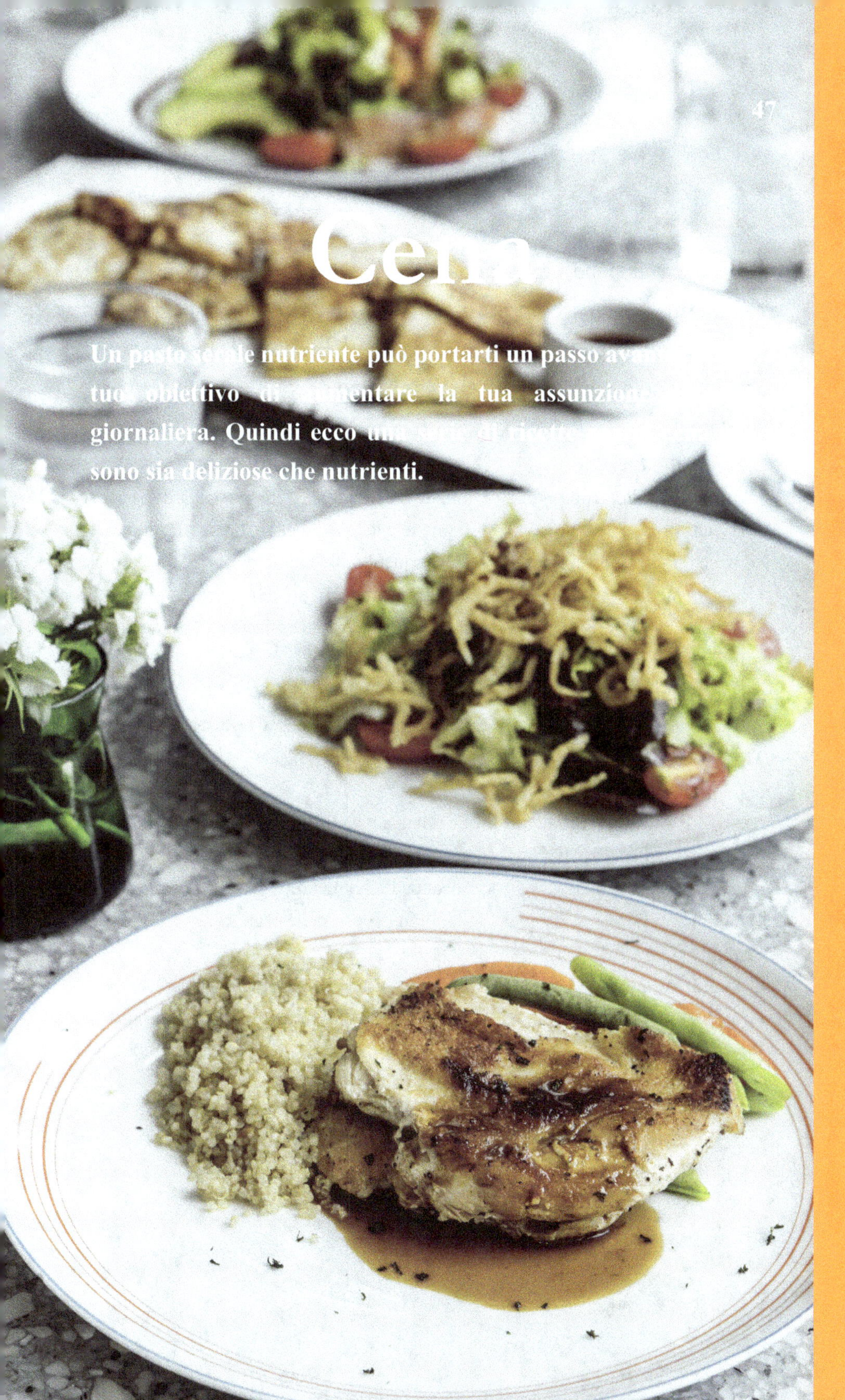

Cena

Un pasto serale nutriente può portarti un passo avanti verso il tuo obiettivo di aumentare la tua assunzione giornaliera. Quindi ecco una serie di ricette che sono sia deliziose che nutrienti.

Bistecca al pepe verde con purè di patate

La bistecca al pepe verde con purè di patate offre un equilibrio tra proteine magre e carboidrati complessi. Le bistecche sono una fonte eccellente di proteine, ferro e zinco. Il purè di patate apporta carboidrati ad assorbimento lento, fornendo energia a lungo termine.

INGREDIENTI

- 2 bistecche (circa 150g ciascuna)
- 2 cucchiai di pepe verde
- 2 patate medie
- Latte
- Burro
- Sale

Tips: per ottenere una salsa al pepe verde, puoi mescolare il pepe verde con un po' di panna e scaldarla fino a quando si addensa.

Proteine: 25g
Carboidrati: 30g
Grassi: 20g

PREPARAZIONE

1. Inizia preparando il purè di patate. Sbuccia e taglia le patate a cubetti. Cuocile in acqua salata fino a quando diventano morbide. Poi, scolale e schiacciale con un po' di latte caldo e burro fino a ottenere un purè liscio. Aggiungi sale a piacere.

2. Nel frattempo, condisci le bistecche con pepe verde e un pizzico di sale.

3. Scaldi una padella antiaderente con un filo d'olio e cuoci le bistecche alla griglia o in padella, a seconda delle tue preferenze, fino a raggiungere il livello di cottura desiderato.

4. Servi le bistecche calde con il purè di patate, completando il piatto con una salsa al pepe verde se lo desideri.

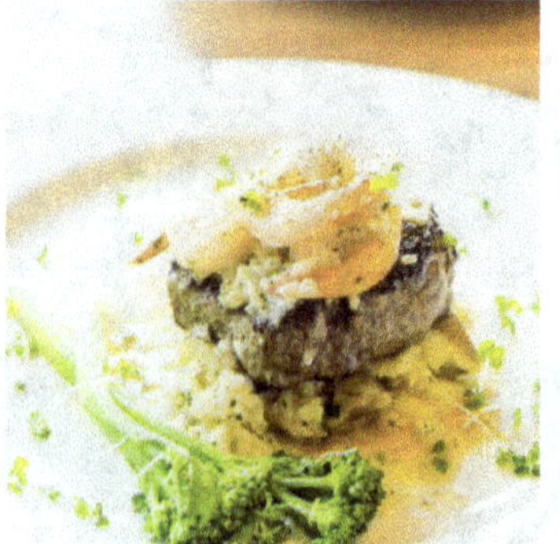

30 minuti

2 porzioni

media

Branzino al forno con limone e asparagi

Il branzino al forno con limone e asparagi è un piatto ricco di proteine magre, acidi grassi omega-3 e vitamine. Il branzino è una fonte eccellente di proteine di alta qualità e acidi grassi sani, mentre gli asparagi aggiungono fibre e preziose vitamine.

PREPARAZIONE

1. Preriscalda il forno a 200°C.

2. Lava e spezza gli asparagi per rimuovere la parte dura.

3. Prepara una teglia e adagia i filetti di branzino e gli asparagi.
   Cospargi olio d'oliva su entrambi, quindi aggiungi sale e pepe a piacere.

4. Taglia il limone a fette sottili e posizionale sopra i filetti di branzino.

5. Cuoci nel forno preriscaldato per 15-20 minuti o finché il branzino risulta tenero e si sfalda facilmente con una forchetta.

INGREDIENTI

- 2 filetti di branzino (circa 150-200g ciascuno)
- 1 limone
- 1 mazzo di asparagi
- Olio d'oliva
- Sale
- Pepe

Tips: per variare i sapori, puoi sperimentare con le erbe aromatiche come il timo o l'origano per condire il branzino.

Proteine: 35g
Carboidrati: 5g
Grassi: 10g

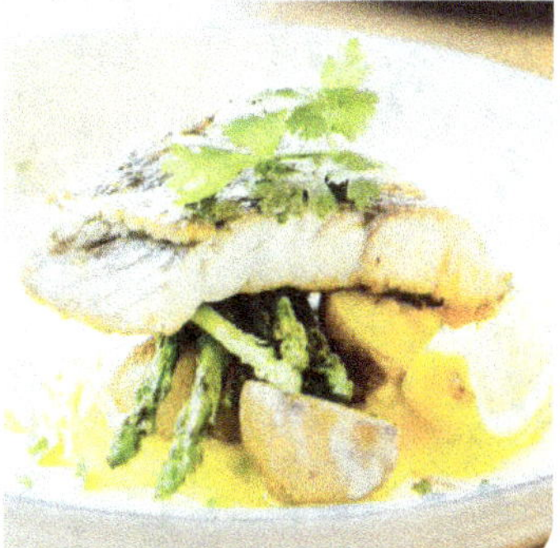

 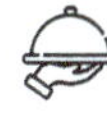 

30 minuti   2 porzioni   media

Pollo alla cacciatora

Il pollo alla cacciatora è un piatto ricco di sapore e nutrienti essenziali. Il pollo fornisce proteine magre, mentre il pomodoro e il peperone contribuiscono a una dose di vitamine e antiossidanti.

INGREDIENTI

- 4 cosce di pollo
- 1 cipolla
- 2 spicchi d'aglio
- 1 peperone
- 500g di salsa di pomodoro
- Olio d'oliva
- Sale
- Pepe

Tips: puoi aggiungere delle olive nere durante la cottura.

Proteine: 25g
Carboidrati: 20g
Grassi: 10g
Calorie: 350 kcal

PREPARAZIONE

1. In una pentola, scalda un po' d'olio d'oliva e soffriggi la cipolla e l'aglio finché diventano traslucidi.

2. Aggiungi il peperone tagliato a cubetti e fai cuocere finché diventa morbido. Quindi aggiungi le cosce di pollo e rosolale fino a quando diventano dorate su tutti i lati.

3. Versa la salsa di pomodoro nella pentola e mescola bene con gli altri ingredienti.
Copri la pentola e lascia cuocere a fuoco lento per circa 30-40 minuti o fino a quando il pollo è ben cotto.

4. Aggiusta il sapore con sale e pepe secondo le preferenze personali.
Servi caldo e goditi questo gustoso piatto.

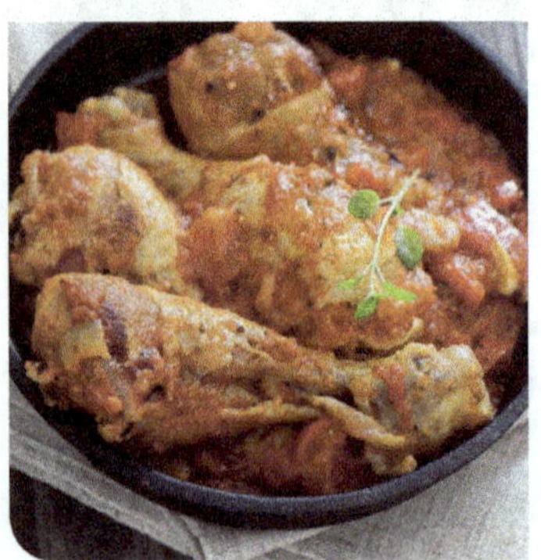

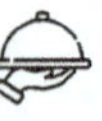
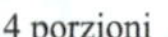

1 ora   4 porzioni   facile

Pasta alla Norma

La pasta alla Norma è un piatto tradizionale siciliano ricco di sapore e nutrienti. Questa ricetta bilanciata combina la pasta con melanzane, salsa di pomodoro e ricotta salata.

PREPARAZIONE

1. Cuoci la pasta come indicato sulla confezione.

2. Nel frattempo, taglia le melanzane a cubetti e friggile in olio d'oliva fino a quando sono dorate e tenere.

3. In una padella, cuoci la salsa di pomodoro e poi aggiungi le melanzane fritte.

4. Scola la pasta e mescolala con la salsa e le melanzane.

5. Servi il piatto con la ricotta salata grattugiata per un tocco di sapore in più.

INGREDIENTI

- 500g di pasta
- 2 melanzane
- 500g di salsa di pomodoro
- 100g di ricotta salata
- Olio d'oliva
- Sale

Tips: assicurati di non salare eccessivamente il piatto poiché la ricotta contribuisce già a dare sapidità.

Proteine: 10g
Carboidrati: 65g
Grassi: 5g
Calorie: 350 kcal

 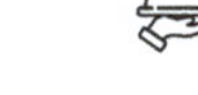   

30 minuti   4 porzioni   facile

Pollo Tikka masala

Il Pollo Tikka Masala è un piatto ricco di proteine che sposa il pollo con una deliziosa salsa tikka masala a base di latte di cocco.

INGREDIENTI

- 2 petti di pollo
- 2 cucchiai di pasta tikka masala
- 240 ml di latte di cocco
- Olio d'oliva
- Sale
- 200 g di riso basmati

Tips: puoi aggiungere delle verdure come peperoni o zucchine durante la cottura del pollo.

Proteine: 35g
Carboidrati: 25g
Grassi: 20g
Calorie: 400 kcal

PREPARAZIONE

1. Taglia il petto di pollo a cubetti e cuocilo in una padella con un po' di olio d'oliva fino a quando è ben cotto.

2. Aggiungi la pasta tikka masala e il latte di cocco al pollo e lascia cuocere fino a quando il pollo è completamente cotto.

3. Nel frattempo, cuoci il riso basmati seguendo le istruzioni sulla confezione.

4. Servi il Pollo Tikka Masala con il riso basmati caldo.

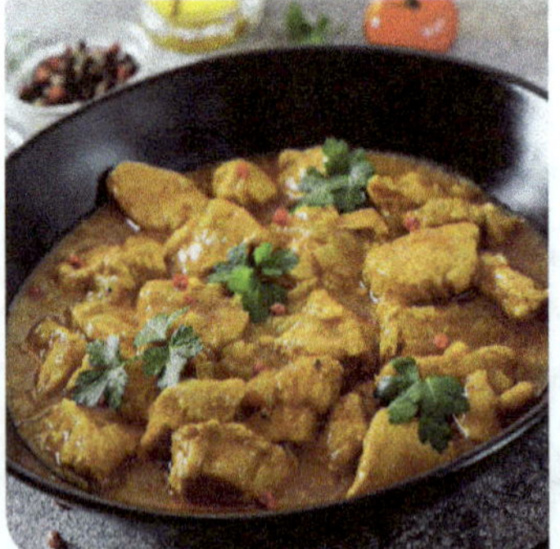

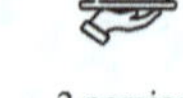

30 minuti   2 porzioni   media

Pizza margherita fatta in casa

La pizza Margherita, oltre a essere un piatto delizioso, offre anche alcuni vantaggi nutritivi, come l'apporto di fibre e licopene dai pomodori e il calcio dalla mozzarella, contribuendo a un bilancio nutrizionale gustoso.

PREPARAZIONE

1. Prepara l'impasto mescolando la farina, il lievito, l'acqua, l'olio, lo zucchero e il sale. Lascia lievitare per almeno 2 ore.

2. Stendi l'impasto su una teglia leggermente unta o su una pietra refrattaria.

3. Aggiungi la salsa di pomodoro uniformemente sulla base dell'impasto.

4. Spargi le fette di mozzarella sulla salsa di pomodoro.Aggiungi un filo d'olio d'oliva su tutta la superficie.Distribuisci le foglie di basilico su tutta la pizza.

5. Cuoci in forno preriscaldato a 220°C per 15-20 minuti o fino a quando la crosta è dorata e il formaggio è fuso e leggermente dorato.

INGREDIENTI

Per l'impasto:
- 500g di farina
- 1 bustina di lievito di birra
- 280 ml di acqua
- 20 ml di olio d'oliva
- 6 g di sale
- 1 cucchiaino di zucchero

Per il condimento:
- 300g di salsa di pomodoro
- 200g di mozzarella
- Olio d'oliva
- Foglie di basilico

Proteine: 10g
Carboidrati: 60g
Grassi: 10g
Calorie: 370 kcal

 3 ore

 4 porzioni

 facile

Gnocchi di patate alla sorrentina

Gli gnocchi di patate alla sorrentina offrono un equilibrio gustoso di carboidrati provenienti dalle patate e proteine dalla mozzarella, arricchiti dal licopene del pomodoro e dal calcio del parmigiano.
Un piatto delizioso e nutriente.

INGREDIENTI

- 1 kg di patate
- 300 g di farina
- 1 uovo
- 500 g di salsa di pomodoro
- 200 g di mozzarella
- 100 g di parmigiano grattugiato
- Basilico
- Sale

Tips: puoi aggiungere aglio alla salsa di pomodoro.

Proteine: 19g
Carboidrati: 68g
Grassi: 15g
Calorie: 490 kcal

PREPARAZIONE

1. Cuoci le patate finché sono morbide, quindi schiacciale mentre sono ancora calde e lasciale raffreddare.
Mescola le patate con la farina e l'uovo per creare l'impasto degli gnocchi. Aggiungi sale a piacere.

2. Dividi l'impasto in piccole porzioni e forma gli gnocchi. Cuocili in acqua bollente salata fino a quando salgono in superficie.

3. In una pirofila, crea uno strato di gnocchi, quindi aggiungi strati di salsa di pomodoro, mozzarella, parmigiano e foglie di basilico.
Ripeti questo processo fino a esaurimento degli ingredienti.

4. Cuoci in forno a 180°C per circa 20 minuti o finché la superficie è dorata e croccante.

____

____

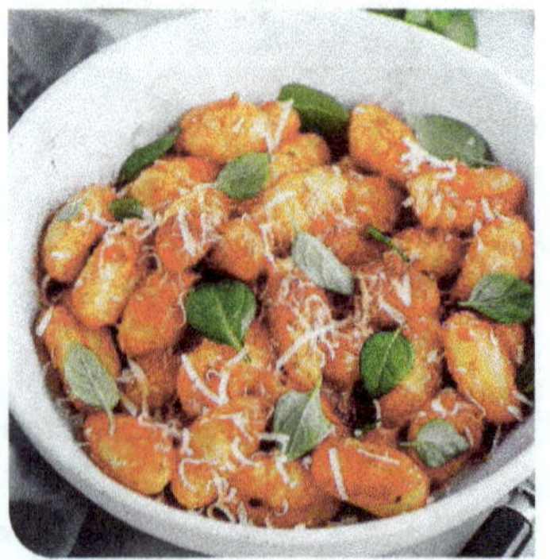

 1h 30 min

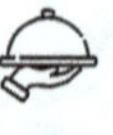 4 porzioni

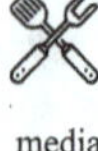 media

Lasagne alla bolognese

Le lasagne alla bolognese offrono una combinazione equilibrata di carboidrati, proteine e grassi. Le lasagne all'uovo forniscono energia sostenuta grazie ai carboidrati complessi. Il ragù aggiunge proteine magre e il parmigiano grattugiato è una fonte di grassi e calcio.

PREPARAZIONE

1. In una pirofila, disponi un primo strato di lasagne, un strato di ragù, un strato di besciamella e un po' di parmigiano, e ripeti fino a esaurimento degli ingredienti.

2. Cuoci in forno preriscaldato a 180°C per circa 40 minuti o finché la superficie è dorata.

INGREDIENTI

- 12 lasagne all'uovo
- 500g di ragù alla bolognese
- 500g di besciamella
- 200g di parmigiano grattugiato

Tips: per un sapore più intenso, puoi aggiungere una leggera spolverata di noce moscata alla besciamella.

Proteine: 30 g
Carboidrati: 45g
Grassi: 35g
Calorie: 600 kcal

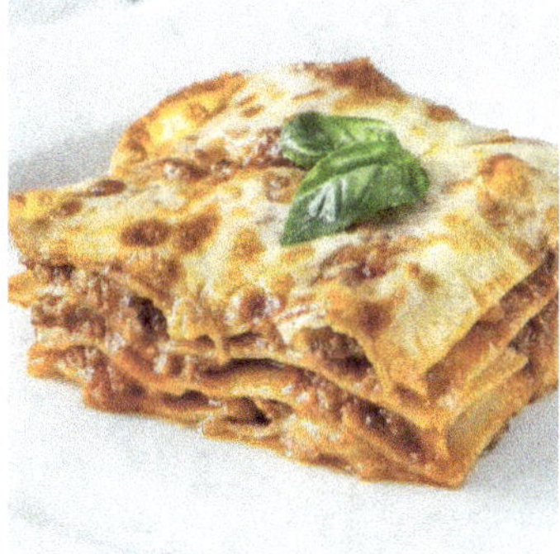

 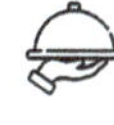 

1h 30 min   4 porzioni   facile

Ravioli di ricotta e spinaci

Questo piatto offre un equilibrio tra proteine, carboidrati e grassi, rendendolo una scelta soddisfacente e deliziosa.

INGREDIENTI

Ingredienti per la pasta:

- 2 tazze di farina
- 3 uova
- Un pizzico di sale

Ingredienti per il ripieno:

- 250g di ricotta
- 150g di spinaci freschi (precedentemente lessati, strizzati e tritati)
- 50g di parmigiano grattugiato
- Noce moscata, sale e pepe

Proteine: 15 g
Carboidrati: 40g
Grassi: 32g
Calorie: 500 kcal

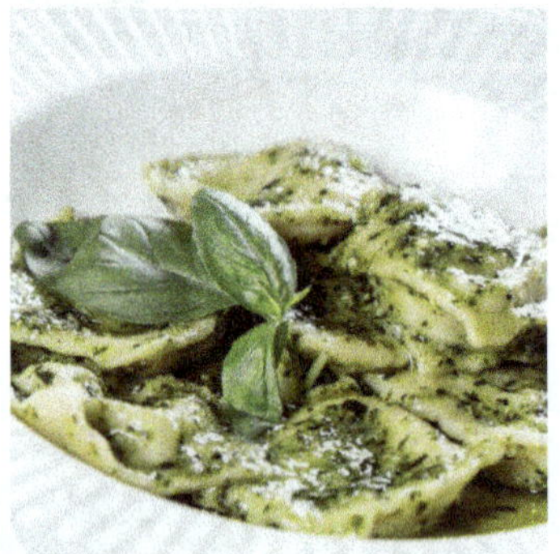

PREPARAZIONE

1. **Preparazione della pasta:**

   Forma un cratere nella farina, rompi le uova al centro, aggiungi sale e mescola fino a ottenere un impasto liscio. Poi copri e fai riposare in frigorifero per 30 minuti.

2. **Preparazione del ripieno:**

   In una ciotola, mescola la ricotta, gli spinaci, il parmigiano grattugiato e la noce moscata. Aggiungi sale e pepe a piacere.

3. **Assemblaggio dei ravioli:**

   Stendi la pasta in una sfoglia sottile, taglia cerchi, metti il ripieno, piega a metà e sigilla per formare i ravioli. Puoi usare uno stampo per semplificare.

4. **Cottura dei ravioli:**

   Cuoci i ravioli in acqua bollente salata per 2-4 minuti o fino a quando salgono a galla.

   Servi con una salsa a scelta, come burro fuso e salvia, salsa di pomodoro o panna, e poi cospargi con formaggio grattugiato o erbe aromatiche fresche.

30 minuti   4 persone   media

Risotto ai funghi porcini

Il risotto ai funghi è un piatto classico che combina la cremosità del riso con il sapore ricco dei funghi. Questa ricetta offre una buona fonte di carboidrati, proteine e fibre dai funghi, insieme a grassi salutari dal burro e calcio dal parmigiano.

PREPARAZIONE

1. In una pentola, soffriggi la cipolla con un po' d'olio d'oliva. Aggiungi i funghi tagliati e cuoci fino a doratura.

2. Aggiungi il riso e tostalo per un paio di minuti. Sfuma con il vino bianco e lascia evaporare. Aggiungi il brodo vegetale un mestolo alla volta, mescolando continuamente e attendendo l'assorbimento prima di aggiungerne altro.

3. Continua a cuocere il riso fino a quando è al dente.

4. Togli dal fuoco e aggiungi il burro, il prezzemolo e il parmigiano grattugiato. Mescola fino a ottenere una consistenza cremosa. Aggiusta con sale e pepe a piacere.

INGREDIENTI

- 300g di riso Carnaroli
- 500g di funghi porcini
- 1 cipolla
- 1 bicchiere di vino bianco
- Brodo vegetale
- Olio d'oliva
- 50g di burro
- 100g di parmigiano grattugiato
- Prezzemolo tritato
- Sale e pepe

Proteine: 10 g
Carboidrati: 45g
Grassi: 14g
Calorie: 350 kcal

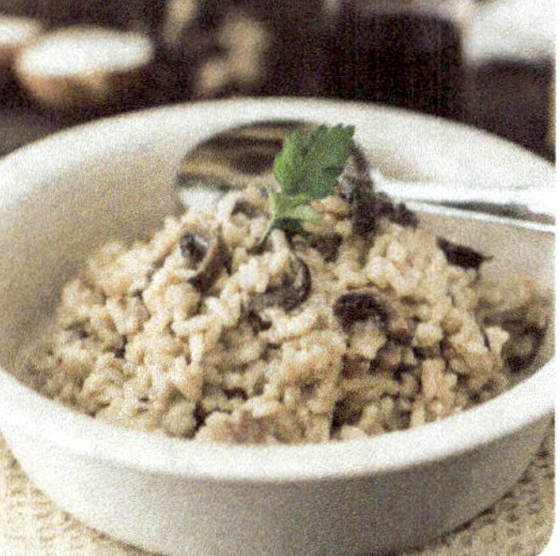

 40 minuti   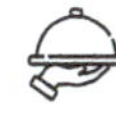 4 porzioni    media

Paella

La paella è un piatto tradizionale spagnolo che offre un mix equilibrato di proteine magre, carboidrati e verdure, rendendolo un pasto sostanzioso e completo.

INGREDIENTI

- 300g di riso per paella
- 1 pollo
- 1 coniglio
- 1 peperone
- 1 cipolla
- 2 spicchi d'aglio
- 1 pomodoro
- 1 tazza di piselli
- 1 tazza di fagioli verdi
- 1 bustina di zafferano
- Brodo di pollo
- Olio d'oliva
- Sale

Proteine: 35 g
Carboidrati: 60g
Grassi: 15g

PREPARAZIONE

1. In una paellera o padella larga antiaderente, riscalda un po' di olio d'oliva e soffriggi il pollo e il coniglio tagliati a pezzi fino a quando diventano dorati e ben cotti.

2. Aggiungi il peperone tagliato a strisce, la cipolla e l'aglio tritati finemente e il pomodoro pelato e tagliato a cubetti. Continua a cuocere, mescolando occasionalmente, finché le verdure si ammorbidiscono e il pomodoro rilascia i suoi succhi.

3. Incorpora il riso e mescola bene per farlo tostare leggermente. Aggiungi il brodo di pollo caldo, lo zafferano, i piselli e i fagioli verdi. Lascia cuocere il tutto a fuoco medio, finché il riso è cotto, creando uno strato leggermente croccante sulla parte inferiore, conosciuto come "socarrat" nella tradizione della paella. Servi caldo.

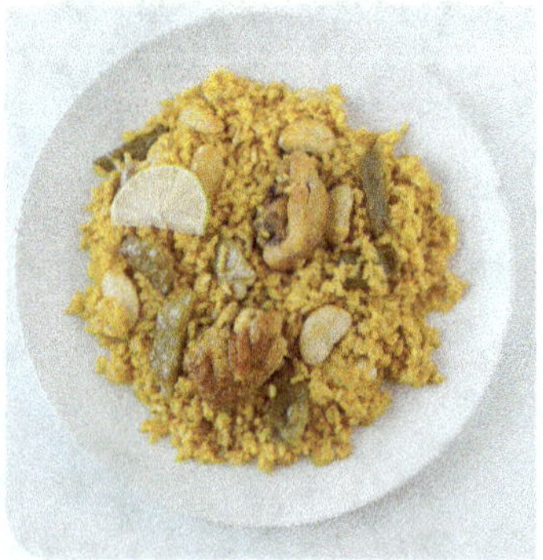

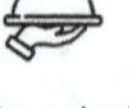

1 ora   4 porzioni   media

Frittata con spinaci e patate

Questa frittata è ricca di proteine da uova e formaggio, carboidrati complessi da patate, e verdure nutrienti con gli spinaci.

PREPARAZIONE

1. Sbuccia la patata e tagliala a cubetti. Cuocila in acqua bollente leggermente salata fino a quando è tenera ma non troppo morbida. Scolala e mettila da parte.

2. In una padella antiaderente, riscalda l'olio d'oliva. Aggiungi gli spinaci puliti e cuocili finché si appassiranno, quindi aggiungi le patate.

3. In una ciotola, sbatti le uova con il formaggio grattugiato. Aggiungi un pizzico di sale e pepe.

4. Versa le uova sbattute sulla padella con spinaci e patate. Cuoci a fuoco medio-basso fino a quando le uova saranno rapprese e il fondo si sarà dorato.

5. Ora gira la frittata con l'aiuto di un coperchio o di un piatto più grande, quindi cuoci l'altro lato fino a doratura.

INGREDIENTI

- 3 uova
- 100g di spinaci freschi
- 1 patata grande
- 30g di formaggio grattugiato
- 1 cucchiaio di olio d'oliva
- Sale e pepe a piacere

Tips: puoi personalizzare questa frittata aggiungendo ingredienti come pomodori, cipolle o peperoni.

Proteine: 20 g
Carboidrati: 25g
Grassi: 20g
Calorie: 360 kcal

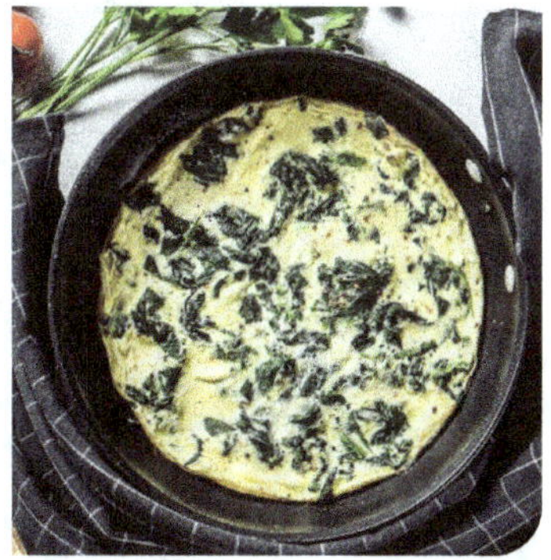

30 minuti   2-3 porzioni   media

Snack

Non sottovalutiamo l'importanza degli snack. Uno snack calorico può aggiungere facilmente 200-300 calorie extra al tuo apporto calorico giornaliero. In questo capitolo, troverai snack gustosi e facili da preparare per darti energia durante la giornata.

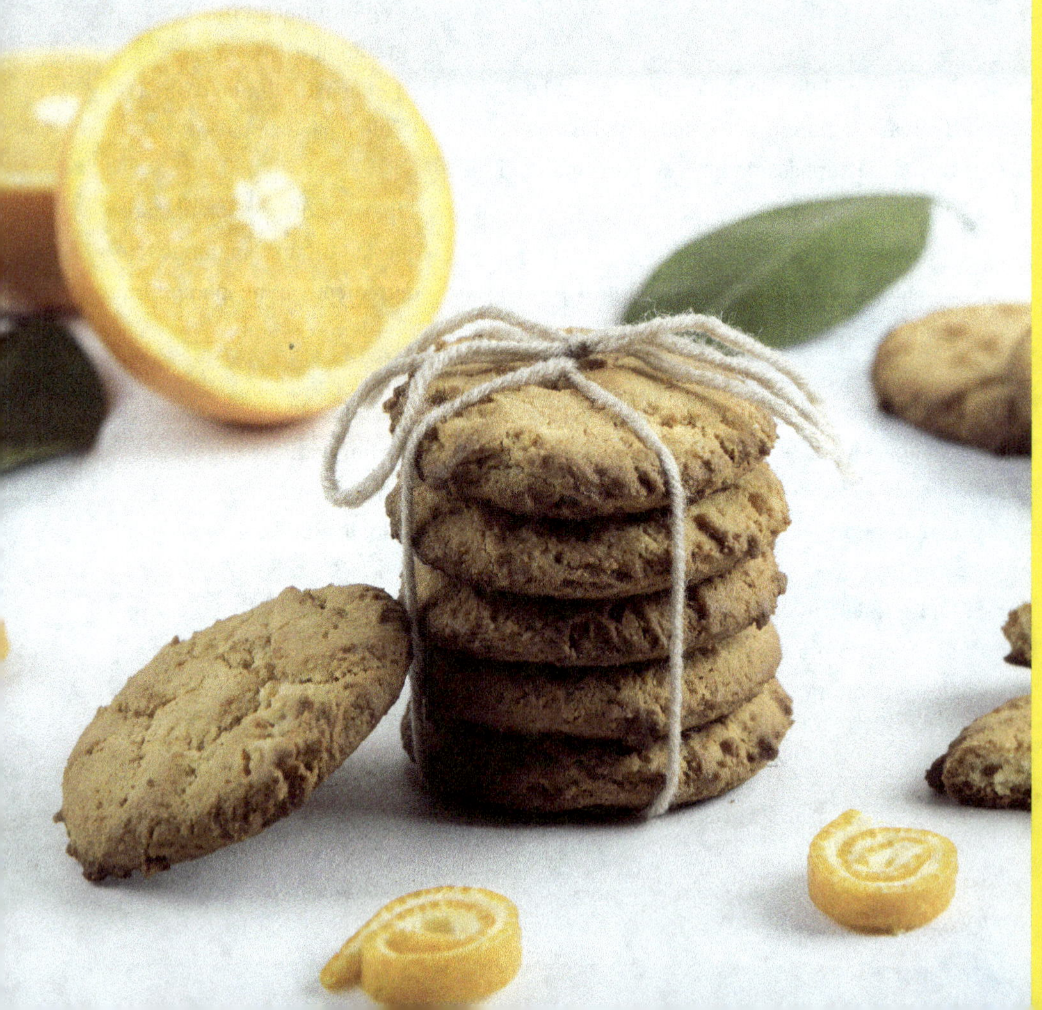

Trail mix

Questa miscela è ricca di nutrienti essenziali: le noci miste forniscono grassi salutari, proteine e fibre; il cioccolato fondente aggiunge antiossidanti; l'uvetta offre energia grazie ai carboidrati naturali, mentre i semi di zucca aggiungono minerali essenziali come il magnesio.

PREPARAZIONE

1. Prepara tutti gli ingredienti. Se hai scelto di utilizzare noci intere, puoi spezzarle in pezzi più piccoli se lo desideri.

2. In una ciotola capiente, unisci le noci miste, il cioccolato fondente a pezzi, l'uvetta e i semi di zucca. Assicurati che tutti gli ingredienti siano ben distribuiti.

INGREDIENTI

- 200g di noci miste
- 100g di cioccolato fondente
- 100g di uvetta
- 50g di semi di zucca

Tips: se preferisci altri tipi di frutta secca come mandorle, anacardi o pistacchi, sentiti libero di sostituire le noci miste con le tue varietà preferite

Proteine: 6 g
Carboidrati: 24g
Grassi: 18g
Calorie: 280 kcal

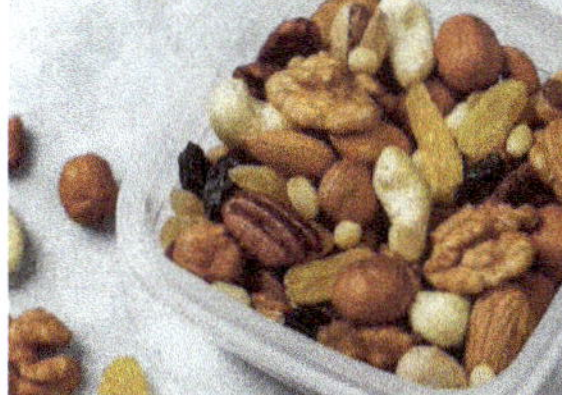

 10 minuti   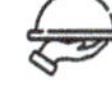 10 porzioni    facile

Hummus con verdure

Questa ricetta è ricca di proteine e fibre, grazie ai ceci, e offre una bella combinazione di sapori grazie al tahini, all'aglio e al limone.

PREPARAZIONE

1. Inizia sciacquando e scolando bene i ceci cotti. Questo aiuterà a ottenere una consistenza più cremosa per l'hummus.

2. Nel frullatore, metti i ceci cotti, il tahini, lo spicchio d'aglio, il succo di limone, un pizzico di sale e pepe.
   Avvia il frullatore a velocità media e inizia a frullare gli ingredienti. Durante questo processo, aggiungi un filo d'olio d'oliva extra vergine per ottenere la consistenza desiderata. Continua a frullare finché l'hummus non diventa liscio e omogeneo. Se preferisci una consistenza più densa, usa meno olio.

3. Assaggia l'hummus e regola il sale e il pepe secondo i tuoi gusti.

4. Trasferisci l'hummus in una ciotola e servi con le verdure a bastoncino, come carote, cetrioli e peperoni.

INGREDIENTI

- 200g di ceci precotti
- 2 cucchiai di tahini
- 1 spicchio d'aglio
- Il succo di 1 limone
- Olio d'oliva
- Sale e pepe
- Verdure a bastoncino (carote, cetrioli, peperoni)

Tips: aggiungi paprika affumicata o prezzemolo tritato prima di servire.

Proteine: 8 g
Carboidrati: 25g
Grassi: 8g
Calorie: 200 kcal

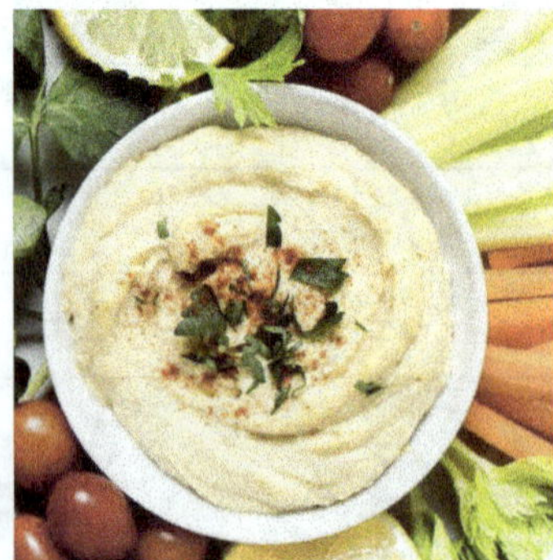

 15 minuti   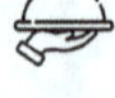 4 porzioni    media

Popcorn al caramello

Questi popcorn sono una fonte di carboidrati che forniscono energia immediata. Sono una gustosa alternativa ai tradizionali popcorn.

PREPARAZIONE

1. Inizia facendo scoppiare i popcorn in una pentola con un po' d'olio, seguendo le istruzioni sulla confezione. Una volta pronti, mettili da parte.

2. In un'altra pentola a fondo spesso, fai sciogliere lo zucchero a fuoco medio. Aggiungi il cucchiaio d'acqua e mescola fino a ottenere uno sciroppo di caramello dorato.

3. Togli la pentola dal fuoco e aggiungi il burro. Mescola accuratamente fino a ottenere un caramello liscio e omogeneo. Versalo ancora caldo sui popcorn. Usa un cucchiaio di legno per mescolare e assicurarti che siano ben ricoperti di caramello.

4. Trasferisci su una teglia foderata con carta da forno, separandoli in piccole porzioni con un cucchiaio o una spatola. Lasciali raffreddare e solidificare.

INGREDIENTI

- 100g di mais per popcorn
- 200g di zucchero
- 50g di burro
- 1 cucchiaio di acqua

Tips: puoi personalizzare questa frittata aggiungendo ingredienti come pomodori, cipolle o peperoni.

Proteine: 53g
Carboidrati: 10g
Grassi: 40g
Calorie: 300 kcal

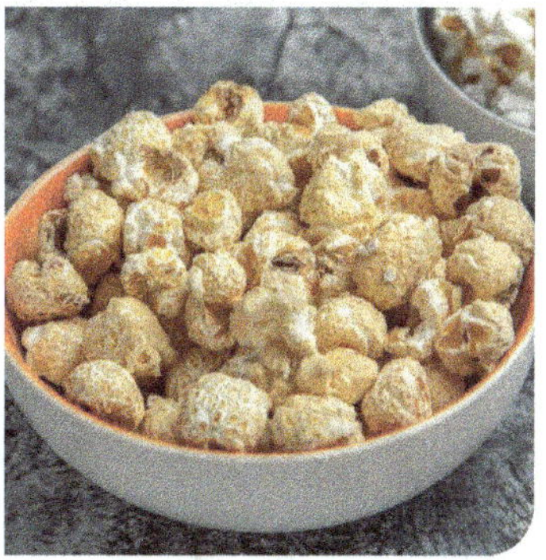

 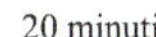 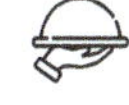 

20 minuti   4 porzioni   media

Muffin al cioccolato e nocciole

Oltre al loro irresistibile sapore, questi muffin offrono anche alcuni nutrienti importanti. Il cacao è una buona fonte di antiossidanti, mentre le nocciole apportano grassi salutari e proteine. Questi muffin sono un'opzione equilibrata per una dolce tentazione.

INGREDIENTI

- 200g di farina 00
- 100g di zucchero
- 50g di cacao in polvere
- 100g di nocciole tritate
- 2 uova
- 100g di burro
- 1 bustina di lievito per dolci
- 1 pizzico di sale

Tips: puoi sostituire le nocciole con mandorle o noci.

Proteine: 4g
Carboidrati: 12g
Grassi: 27g
Calorie: 230 kcal

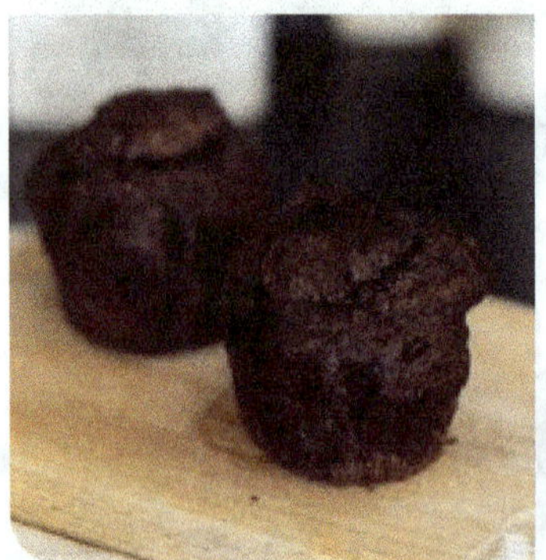

PREPARAZIONE

1. Preriscalda il forno a 180°C e prepara uno stampo per muffin con i pirottini di carta.
   In una ciotola, mescola la farina, lo zucchero, il cacao, le nocciole tritate, il lievito e un pizzico di sale.

2. In un'altra ciotola, sbatti le uova e poi aggiungi il burro fuso. Mescola bene.
   Versa gli ingredienti liquidi nella ciotola degli ingredienti secchi. Mescola fino a ottenere un impasto omogeneo.

3. Riempi i pirottini per muffin con l'impasto, riempiendoli per circa 2/3.
   Inforna i muffin per circa 20 minuti o fino a quando uno stuzzicadenti inserito nel centro esce pulito.

4. Una volta cotti, lascia raffreddare i muffin su una gratella.

____

____

 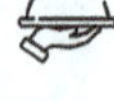 

40 minuti   12 porzioni   facile

Barrette energetiche

Le barrette energetiche fatte in casa sono uno spuntino delizioso e nutriente che puoi preparare in pochissimo tempo. Queste barrette sono piene di ingredienti salutari e ti daranno un'energia duratura.

PREPARAZIONE

1. Inizia mettendo tutti gli ingredienti, inclusi i datteri, le noci miste, i semi di chia e il cacao in polvere, in un frullatore.
Frulla gli ingredienti fino a ottenere un impasto appiccicoso. Questo impasto fungerà da legante per le tue barrette.

2. Prepara una teglia rivestita di carta da forno. Trasferisci l'impasto nella teglia e compattalo bene in uno strato uniforme.

3. Metti la teglia in frigorifero e lascia raffreddare per almeno 2 ore. Questo aiuterà le barrette a solidificarsi.

4. Dopo il tempo di raffreddamento, togli la teglia dal frigorifero e taglia l'impasto in barrette della dimensione desiderata.

5. Le tue barrette energetiche fatte in casa sono pronte per essere gustate!

INGREDIENTI

- 200g di datteri
- 100g di noci miste
- 50g di semi di chia
- 2 cucchiai di cacao amaro in polvere

Tips: personalizza le barrette aggiungendo fiocchi d'avena, frutta secca, cioccolato fondente.

Proteine: 3g
Carboidrati: 7g
Grassi: 20g
Calorie: 150 kcal

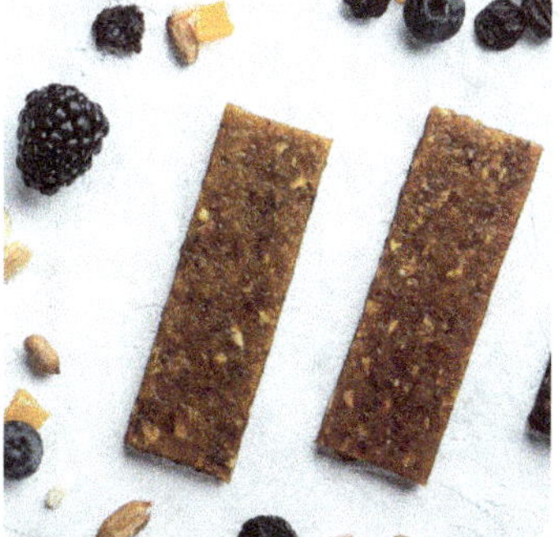

2 ore

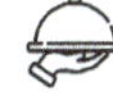
10 porzioni

facile

Toast all'avocado e uovo

Questo toast all'avocado e uovo è una scelta ideale per uno spuntino sano e bilanciato. L'avocado offre grassi monoinsaturi, fibre e vitamine essenziali, mentre l'uovo è una fonte eccellente di proteine e vari nutrienti.

INGREDIENTI

- 2 fette di pane integrale
- 1 avocado maturo
- 2 uova
- Sale e pepe a piacere

Tips: puoi aggiungere al toast pomodori, prosciutto, formaggio o altri ingredienti a tuo piacere.

Proteine: 12g
Carboidrati: 24g
Grassi: 20g
Calorie: 315 kcal

PREPARAZIONE

1. Tosta il pane fino a quando diventa dorato e croccante.

2. Nel frattempo, prepara la crema di avocado: sbuccia l'avocado, rimuovi il nocciolo e frulla la polpa fino a ottenere una consistenza cremosa.

3. Cuoci le uova secondo le tue preferenze (strapazzate, all'occhio di bue, o bollite) in modo da ottenere il tuorlo come desideri.

4. Spalma la crema di avocado sul pane tostato.

5. Posiziona le uova cotte sopra il purè di avocado. Condisci con un pizzico di sale e pepe, secondo il tuo gusto.

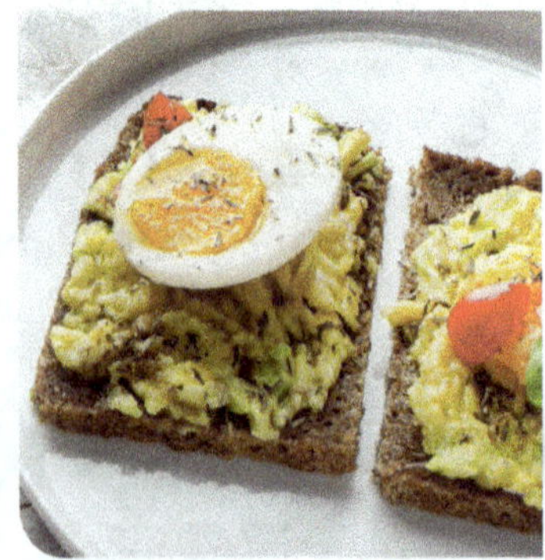

15 minuti   2 porzioni   facile

Yogurt greco con miele e frutta

Lo yogurt greco con miele e frutta è uno snack salutare e ricco di nutrienti. Questa ricetta unisce l'apporto proteico dello yogurt, l'energia naturale del miele e i benefici della frutta fresca.

PREPARAZIONE

1. Inizia mettendo lo yogurt greco in una ciotola.

2. Aggiungi i 2 cucchiai di miele all'yogurt. Il miele dona un dolce naturale e offre una fonte di energia a rilascio lento.

3. Taglia la frutta scelta (come banane, fragole o mirtilli) a pezzetti.

4. Aggiungi la frutta allo yogurt e miele.
   La frutta aggiunge vitamine, minerali e fibre all'insalata di yogurt, rendendo questo snack ancora più nutriente e gustoso.

INGREDIENTI

- 200g di yogurt greco
- 2 cucchiai di miele
- Frutta a piacere (banana, fragole, mirtilli, mela, ecc.)

Tips: aggiungengi granola, semi o noci per ottenere una maggiore varietà di nutrienti.

Proteine: 12g
Carboidrati: 68g
Grassi: 0.5g
Calorie: 310 kcal

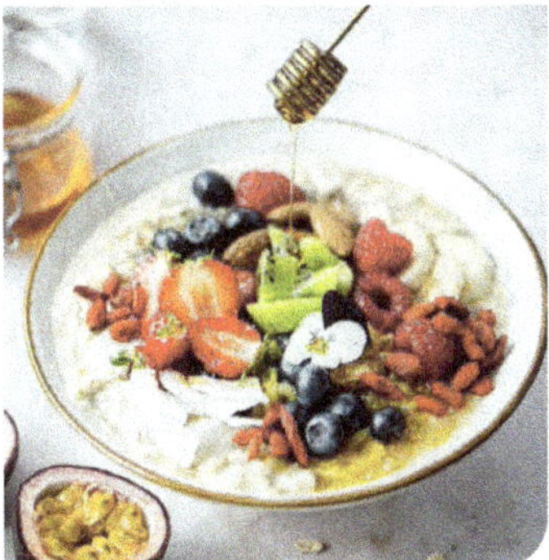

 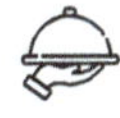 

5 minuti   1 porzione   facile

Panino al salmone affumicato

Questo panino contiene proteine, acidi grassi sani e offre un buon equilibrio di nutrienti per un pasto veloce e nutriente. Il salmone affumicato è ricco di proteine di alta qualità, acidi grassi omega-3 che favoriscono la salute del cuore e vitamina D.

INGREDIENTI

- 2 fette di pane integrale
- 100g di salmone affumicato
- 2 cucchiai di crema di formaggio spalmabile
- 1 cetriolo, tagliato a fette
- Sale e pepe a piacere

Tips: puoi aggiungere cipolla rossa, aneto o pomodoro.

Proteine: 15g
Carboidrati: 35g
Grassi: 15g
Calorie: 350 kcal

PREPARAZIONE

1. Spalma uniformemente la crema di formaggio sulle fette di pane.

2. Disponi il salmone affumicato sul formaggio.

3. Aggiungi le fette di cetriolo sopra il salmone.

4. Condisci con una leggera spruzzata di sale e pepe a tuo piacimento.

5. Chiudi il panino e taglialo a metà se preferisci.

 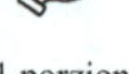 

10 minuti   1 porzione   facile

Biscotti all'avena e banana

Questi biscotti rappresentano un'opzione sana, ricca di fibre e antiossidanti grazie all'avena e al cioccolato fondente. Le banane apportano dolcezza naturale e nutrienti importanti. Sono ideali per uno spuntino equilibrato o una colazione nutriente.

PREPARAZIONE

1. Inizia schiacciando le banane mature in una ciotola, trasformandole in una purea.

2. Aggiungi i fiocchi di avena alla purea di banana e mescola bene fino a ottenere un impasto uniforme.

3. Prepara una teglia con carta da forno e forma dei biscotti dall'impasto, disponendoli sulla teglia. Cuoci i biscotti in forno preriscaldato a 180°C per circa 15 minuti o finché risultano dorati.

4. Nel frattempo, sciogli il cioccolato fondente a bagnomaria, facendo attenzione a non farlo bruciare.

5. Una volta cotti i biscotti, lasciali raffreddare, quindi versa un po' di cioccolato fuso su ciascun biscotto.

INGREDIENTI

- 200g di fiocchi di avena
- 2 banane mature
- 100g di cioccolato fondente (70% cacao o più)

Tips: aggiungi semi di chia o lino per aumentare l'apporto di fibre e acidi grassi omega-3.

Nutrienti per biscotto:
Proteine: 2g
Carboidrati: 19g
Grassi: 4g
Calorie: 120 kcal

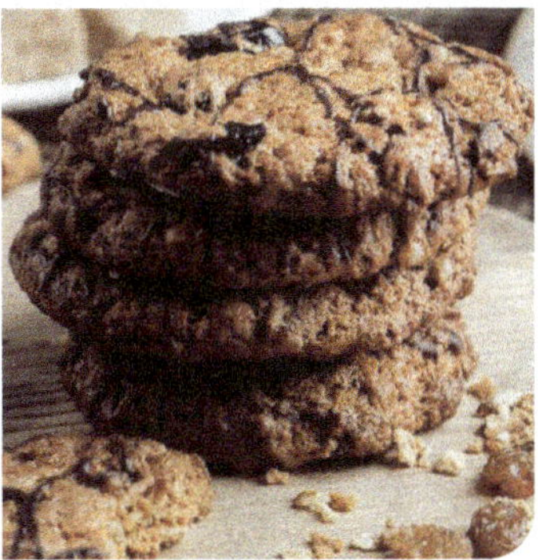

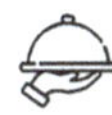

30 minuti   12 biscotti   facile

Chips di patate dolci al forno

Queste chips di patate dolci al forno sono una deliziosa alternativa alle chips tradizionali. Sono ricche di fibre, vitamine e antiossidanti, il che le rende uno spuntino nutriente da gustare da solo o con una salsa a base di yogurt greco e erbe fresche.

INGREDIENTI

- 2 patate dolci
- Olio d'oliva
- Sale
- Pepe

Tips: prima di cuocere le patate, puoi cospargerle con un po' di olio d'oliva e aggiungere sale, pepe e spezie come paprika, curry o rosmarino.

Proteine: 2g
Carboidrati: 25g
Grassi: 3g
Calorie: 130 kcal

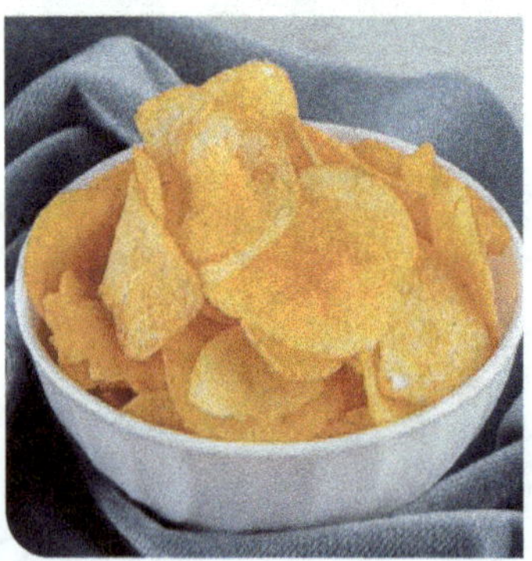

PREPARAZIONE

1. Inizia preriscaldando il forno a 200°C e rivestendo una teglia con carta da forno.
   Dopo aver lavato e sbucciato le patate dolci, tagliale a fette sottili con uno spessore uniforme.

2. Disponi le fette di patate dolci sulla teglia preparata in uno strato singolo.
   Spennella leggermente le fette di patate con olio d'oliva da entrambi i lati. Questo darà alle chips un tocco croccante e dorato.
   Condisci le patate dolci con una leggera spruzzata di sale e pepe, o puoi aggiungere altre spezie a piacere.

3. Cuoci nel forno preriscaldato per circa 20 minuti o fino a quando le chips sono diventate croccanti e iniziano a dorarsi ai bordi.

4. Una volta cotte, togli le chips dal forno e lasciale raffreddare per qualche minuto. Si crispiranno ulteriormente mentre si raffreddano.

30 minuti   4 porzioni   facile

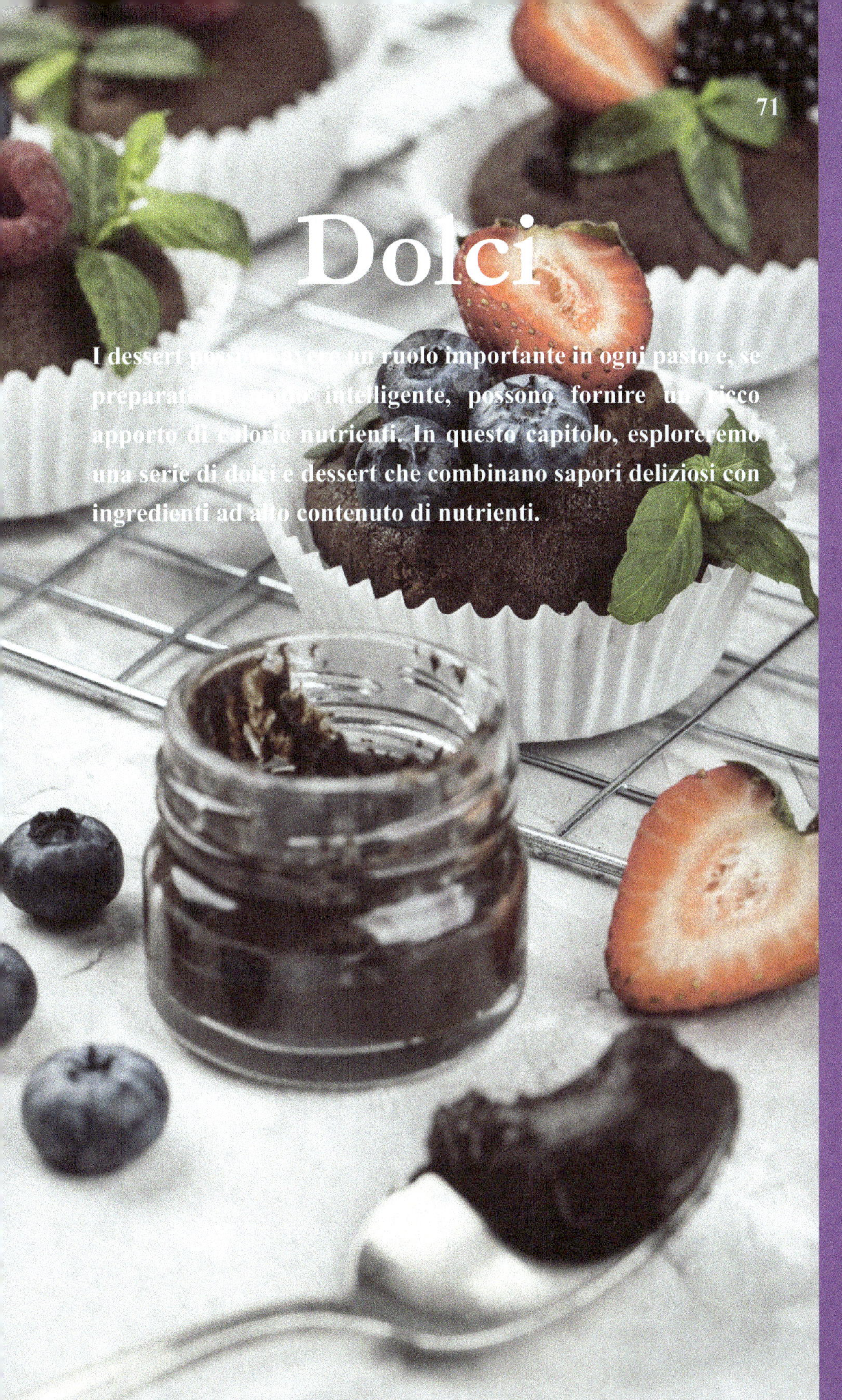

Dolci

I dessert possono avere un ruolo importante in ogni pasto e, se preparati in modo intelligente, possono fornire un ricco apporto di calorie nutrienti. In questo capitolo, esploreremo una serie di dolci e dessert che combinano sapori deliziosi con ingredienti ad alto contenuto di nutrienti.

Torta al cioccolato e avocado

Gli avocado apportano grassi sani, fibre e nutrienti, mentre il cioccolato fondente è ricco di antiossidanti. Questa combinazione crea una torta gustosa e nutritiva.

INGREDIENTI

- 200g di cioccolato fondente
- 2 avocado maturi
- 200g di zucchero di canna
- 3 uova
- 150g di farina integrale
- 1 cucchiaino di lievito per dolci

Tips: puoi aggiungere noci, semi o scorza d'arancia grattugiata.

Proteine: 6g
Carboidrati: 30g
Grassi: 25g
Calorie: 350 kcal

PREPARAZIONE

1. Sciogli il cioccolato fondente a bagnomaria.

2. Frulla la polpa di avocado fino a ottenere una crema liscia.

3. In una ciotola, combina il cioccolato fuso e la crema di avocado.

4. Aggiungi lo zucchero di canna, le uova, la farina integrale e il lievito. Mescola bene.

5. Versa l'impasto in una teglia rivestita di carta da forno.

6. Cuoci in forno preriscaldato a 180°C per 25-30 minuti o fino a cottura completata.

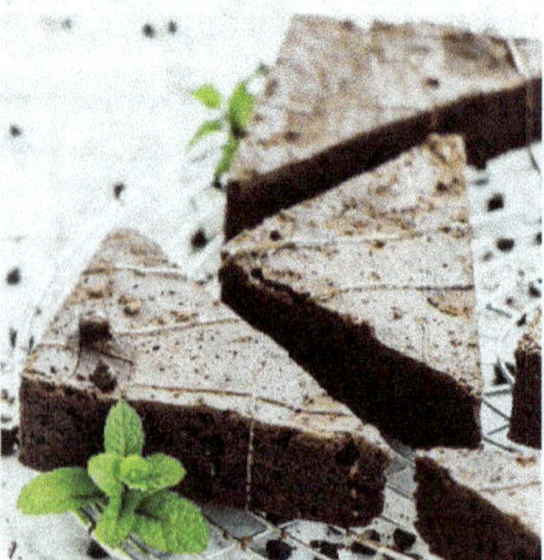

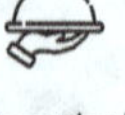

1 ora   8 porzioni   media

Panna cotta alla crema di cocco e miele

La crema di cocco è una fonte di grassi saturi benefici per la salute del cuore e contiene minerali come il ferro e il magnesio. Il miele, oltre a dolcificare il dessert, apporta antiossidanti e piccole quantità di vitamine e minerali essenziali.

PREPARAZIONE

1. In una pentola, mescola la crema di cocco e il miele. Porta ad ebollizione a fuoco medio, mescolando costantemente.

2. Aggiungi l'Agar Agar in polvere all'impasto bollente e continua a mescolare per circa 2 minuti, fino a quando l'Agar Agar è completamente sciolto.

3. Togli l'impasto dal fuoco e lascia intiepidire per qualche minuto.

4. Versa delicatamente la miscela nei bicchierini o nelle formine.

5. Lascia raffreddare a temperatura ambiente per circa 30 minuti, quindi copri e metti in frigorifero per almeno 4 ore o fino a quando la panna cotta si sarà solidificata.

INGREDIENTI

- 500 ml di crema di cocco
- 3 cucchiai di miele
- 1 cucchiaino di Agar Agar in polvere
- Frutta fresca per la decorazione

Tips: puoi variare le decorazioni come frutta fresca, noci tritate, miele o scaglie di cioccolato.

Proteine: 4g
Carboidrati: 25g
Grassi: 20g
Calorie: 300 kcal

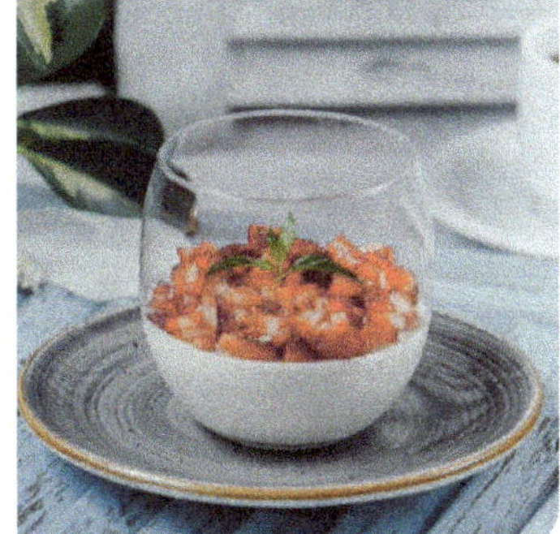

 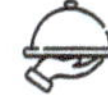 

4 h 30 min   4 porzioni   media

Budino di riso alla cannella e miele

Il budino di riso è un dessert classico che unisce la cremosità del riso con il dolce tocco della cannella e del miele. Il riso è una fonte di carboidrati complessi, fornendo energia sostenuta, mentre il latte contribuisce a una buona dose di proteine e calcio.

PREPARAZIONE

1. Inizia cuocendo il riso in acqua bollente per 10 minuti. Scolalo e mettilo da parte.

2. In una pentola, versa il latte intero, aggiungi lo zucchero e la stecca di cannella. Riscalda il tutto a fuoco lento, mescolando fino a quando lo zucchero si è sciolto.

3. Una volta sciolto lo zucchero, incorpora il riso precotto nella miscela di latte.
   Continua a cuocere il tutto a fuoco lento, mescolando di tanto in tanto, per circa 40-50 minuti o finché il riso diventa cremoso e la consistenza desiderata è raggiunta.

4. Togli la stecca di cannella e aggiungi il cucchiaio di miele al budino. Mescola bene per distribuire uniformemente il sapore dolce.

INGREDIENTI

- 150g di riso
- 1 litro di latte intero
- 100g di zucchero
- 1 stecca di cannella
- 1 cucchiaio di miele

Tips: decora il budino con frutta secca, noci, semi o spezie come noce moscata o vaniglia.

Proteine: 6g
Carboidrati: 50g
Grassi: 3g
Calorie: 260 kcal

1 ora   4 porzioni   media

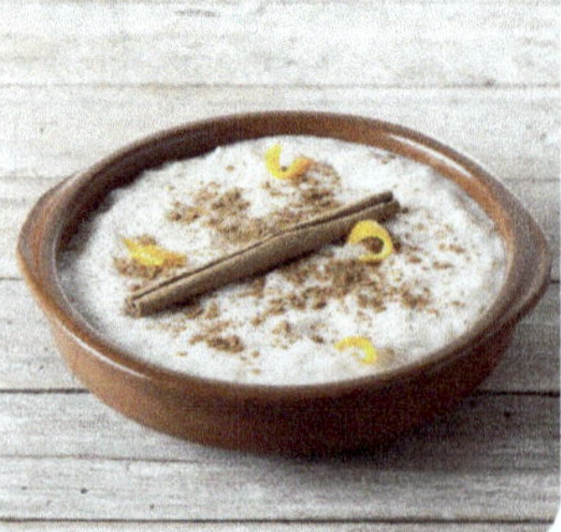

Torta di ricotta e pere

La torta di ricotta e pere è una delizia che unisce la cremosità della ricotta con la dolcezza delle pere. Oltre al suo sapore irresistibile, questa torta offre anche alcuni nutrienti importanti per il tuo benessere come proteine, calcio e fibre.

PREPARAZIONE

1. In una ciotola, mescola la farina con lo zucchero e il lievito.

2. In un'altra ciotola, sbatti le uova con la ricotta e il burro fuso.

3. Unisci i due composti e mescola fino a ottenere un impasto omogeneo.

4. Aggiungi le pere tagliate a pezzetti.

5. Versa l'impasto in una teglia rivestita di carta da forno.

6. Cuoci in forno a 180°C per 35-40 minuti.

INGREDIENTI

- 250g di farina
- 200g di zucchero
- 3 uova
- 200g di ricotta
- 2 pere
- 50g di burro
- 1 bustina di lievito per dolci

Tips: conserva la torta in frigorifero per mantenerla fresca più a lungo.

Proteine: 9g
Carboidrati: 40g
Grassi: 12g
Calorie: 320 kcal

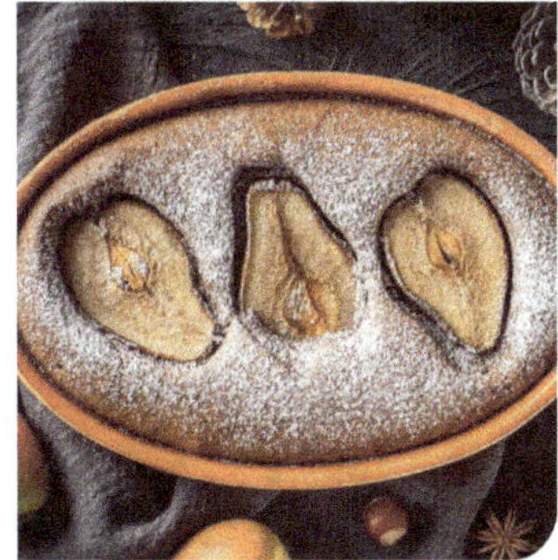

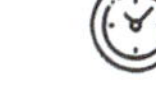

200°C   40 minuti   4 porzioni   media

Budino di chia e frutta

I budini di chia sono un dessert salutare e ricco di sostanze nutritive.
I semi di chia sono una fonte eccellente di proteine, fibre, acidi grassi omega-3 e altri nutrienti essenziali. Il latte di mandorle apporta vitamina E, calcio e altri nutrienti.

INGREDIENTI

- 4 cucchiai di semi di chia
- 250 ml di latte di mandorle
- 1 cucchiaio di miele
- Frutta fresca come fragole, mirtilli, banane, ecc.

Tips: personalizza il tuo budino di chia con frutta di stagione, frutti secchi o semi a piacere.

Proteine: 4g
Carboidrati: 20g
Grassi: 10g
Calorie: 180 kcal

PREPARAZIONE

1. In una ciotola, mescola i semi di chia con il latte di mandorle e il miele.

2. Copri la ciotola e lascia riposare il composto in frigorifero per almeno 4 ore o preferibilmente durante la notte.

3. Prima di servire, mescola bene il budino di chia, che avrà assunto una consistenza gelatinosa.

4. Aggiungi la frutta fresca tagliata a pezzetti.

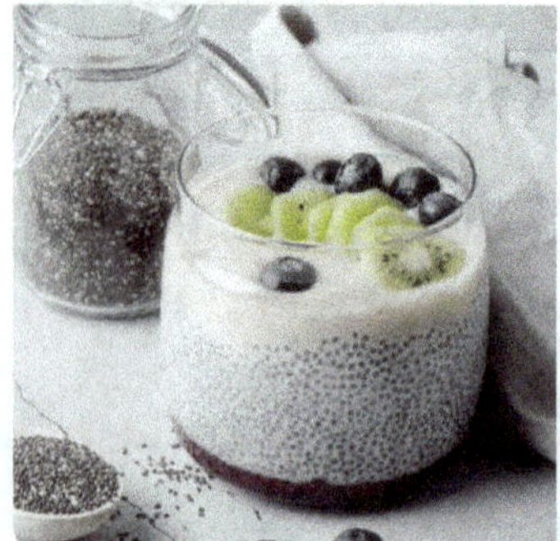

____

____

____

 4 ore

 2 porzioni

 facile

Torta di mele e noci

Questa deliziosa torta di mele e noci è un'ottima opzione per una merenda o un dessert. Le mele offrono vitamine e fibre, mentre le noci aggiungono grassi sani e proteine.

PREPARAZIONE

1. In una ciotola, mescola la farina con lo zucchero e il lievito.

2. In un'altra ciotola, sbatti le uova con il burro fuso (o l'olio).

3. Unisci i due composti e mescola fino a ottenere un impasto omogeneo.

4. Aggiungi le mele tagliate a pezzetti e le noci tritate.

5. Versa l'impasto in una teglia rivestita di carta da forno.

6. Cuoci in forno a 180°C per 40-45 minuti.

INGREDIENTI

- 200g di farina
- 150g di zucchero
- 3 uova
- 3 mele
- 100g di noci
- 50g di burro o 50 ml di olio di semi
- 1 bustina di lievito per dolci

Tips: puoi aggiungere un cucchiaino di cannella.

Proteine: 6g
Carboidrati: 40g
Grassi: 14g
Calorie: 300 kcal

 1 ora

 8 porzioni

 media

Crema di nocciole fatta in casa

Questa deliziosa torta di mele e noci è un'ottima opzione per una merenda o un dessert. Le mele offrono vitamine e fibre, mentre le noci aggiungono grassi sani e proteine.

INGREDIENTI

- 200g di nocciole tostate
- 100g di cioccolato fondente fuso
- 3 cucchiai di cacao in polvere non zuccherato
- 3 cucchiai di zucchero a velo integrale
- 1-2 cucchiai di olio di semi
- Un pizzico di sale

Tips: puoi aggiungere vaniglia o cannella.

Proteine: 3g
Carboidrati: 10g
Grassi: 15g
Calorie: 180 kcal

PREPARAZIONE

1. Metti le nocciole in un frullatore potente. Frulla fino a ottenere una pasta liscia.

2. Aggiungi il cioccolato fondente fuso e frulla di nuovo fino a quando il cioccolato sarà completamente fuso e incorporato alle nocciole.

3. Aggiungi il cacao in polvere, lo zucchero a velo e il pizzico di sale. Frulla nuovamente per mescolare bene tutti gli ingredienti.

4. Aggiungi l'olio per ottenere la consistenza desiderata. Inizia con un cucchiaio e aggiungine di più se necessario. L'olio renderà la crema più morbida.

5. Trasferisci la crema di nocciole in un barattolo di vetro ermetico.

____

____

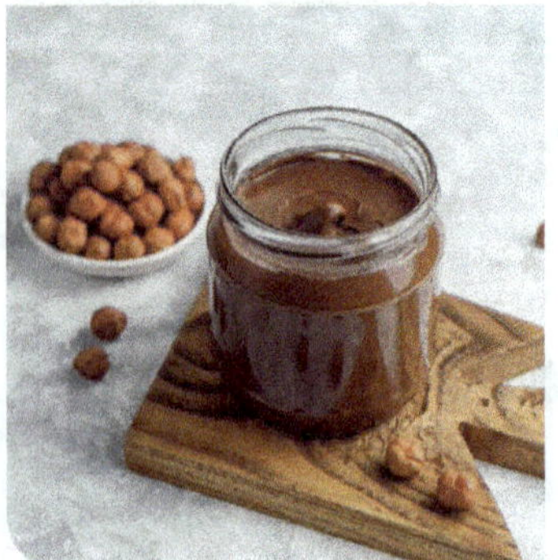

20 minuti

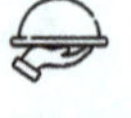
10 porzioni

media

Crepes con crema di nocciole

Le crepes con crema di nocciole sono un delizioso dessert che combina il piacere di un pasto dolce con nutrienti essenziali. Questa ricetta offre una squisita combinazione di carboidrati forniti dalla farina, grassi dalla crema di nocciole e proteine dall'uovo.

PREPARAZIONE

1. In una ciotola, mescola la farina con le uova fino a ottenere una miscela omogenea.

2. Aggiungi gradualmente il latte, continuando a mescolare per evitare grumi, fino a ottenere un impasto liscio.

3. Scalda una padella antiaderente leggermente unta con dell'olio a fuoco medio.

4. Versa un mestolo di impasto nella padella e ruota la padella per distribuirlo uniformemente. Cuoci la crepe da entrambi i lati finché diventa dorata.

5. Ripeti il processo con il resto dell'impasto.

6. Spalma generosamente le crepes con la crema di nocciole.

INGREDIENTI

- 200g di farina
- 3 uova
- 500 ml di latte
- Olio o burro per cuocere
- Crema di nocciole

Tips: le crepes possono essere farcite con marmellata, miele e accompagnate con frutta fresca, yogurt o una pallina di gelato come guarnizione.

Proteine: 8g
Carboidrati: 25g
Grassi: 7g
Calorie: 150 kcal

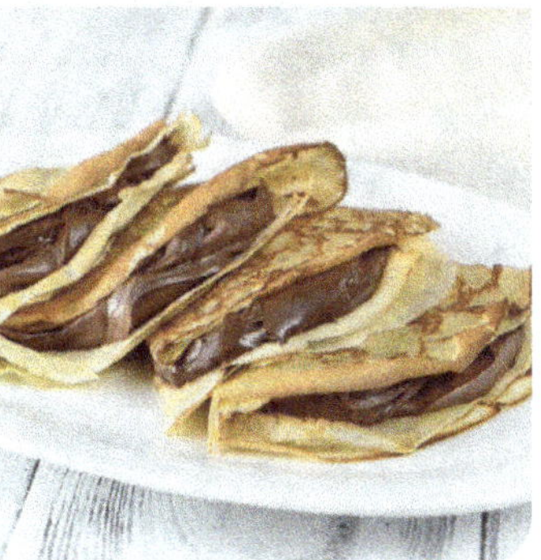

 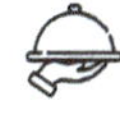 

30 minuti   4 porzioni   media

Cheesecake ai frutti di bosco

La cheesecake ai frutti di bosco è un equilibrio tra piacere e nutrienti, e può essere apprezzata con moderazione. Il formaggio apporta una dose di grassi e proteine, mentre i frutti di bosco sono carichi di antiossidanti e vitamine.

INGREDIENTI

- 200g di biscotti secchi
- 100g di burro
- 500g di formaggio fresco spalmabile
- 150g di zucchero
- 3 uova
- Frutti di bosco
- Miele

Tips: conserva in frigo per 3-4 giorni o congela.

Proteine: 6g
Carboidrati: 25g
Grassi: 35g
Calorie: 400 kcal

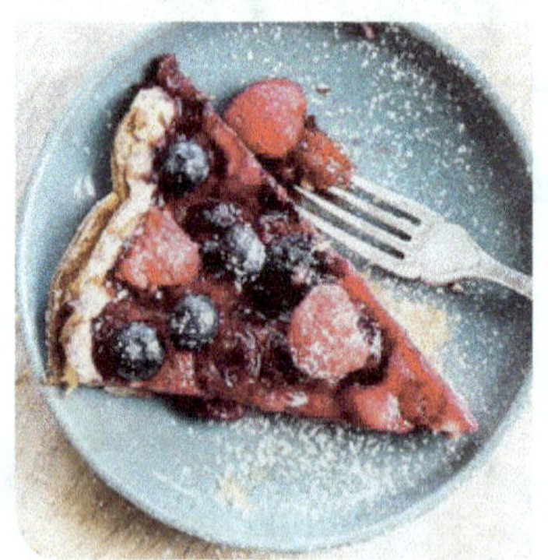

PREPARAZIONE

1. Inizia tritando finemente i biscotti. Sciogli il burro e mescola i biscotti sbriciolati con il burro fuso. Pressa il composto di biscotti sul fondo di una teglia a cerniera e metti in frigorifero per farlo rassodare.

2. In una ciotola, mescola il formaggio con lo zucchero fino a ottenere una consistenza liscia. Aggiungi le uova una alla volta, mescolando bene tra ogni aggiunta. Versa il ripieno di formaggio sulla base di biscotti nella teglia.

3. Cuoci la cheesecake in forno preriscaldato a 180°C per circa 45 minuti o finché la superficie è dorata. Una volta cotta, lascia raffreddare la cheesecake a temperatura ambiente e poi mettila in frigorifero per alcune ore o preferibilmente durante la notte.

4. Prima di servire, decora la cheesecake con una generosa quantità di frutti di bosco freschi e un filo di miele.

 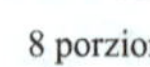 

1h e 30min   8 porzioni   media

Muffin alla banana e cioccolato

I muffin alla banana e cioccolato sono una deliziosa combinazione di sapore, grazie alla dolcezza naturale delle banane mature e alle gocce di cioccolato. Forniscono una buona dose di potassio e fibre.

PREPARAZIONE

1. In una ciotola, mescola la farina con lo zucchero e la bustina di lievito.
   In un'altra ciotola, sbatti le uova con le banane mature schiacciate e il burro precedentemente fuso.

2. Unisci i due composti e mescola con cura fino a ottenere un impasto omogeneo.
   Aggiungi le gocce di cioccolato all'impasto e mescola nuovamente per distribuirle uniformemente.

3. Preriscalda il forno a 180°C e prepara uno stampo per muffin con i pirottini di carta.
   Versa l'impasto negli stampi riempiendoli per circa 2/3 della loro altezza.

4. Cuoci in forno per 20-25 minuti o finché i muffin saranno dorati e un bastoncino inserito al centro ne uscirà pulito.
   Lascia raffreddare leggermente prima di servire.

INGREDIENTI

- 250g di farina
- 150g di zucchero
- 3 banane mature
- 2 uova
- 50g di burro
- 100g di gocce di cioccolato
- 1 bustina di lievito per dolci

Tips: aggiungi noci tritate o frutta secca.

Proteine: 6g
Carboidrati: 25g
Grassi: 35g
Calorie: 400 kcal

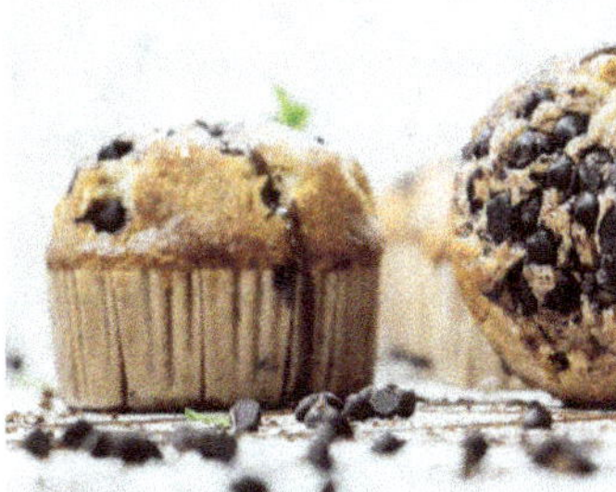

 40 minuti   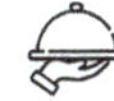 12 porzioni    media

Ciambella all'arancia

La ciambella all'arancia è un dolce delizioso che unisce il piacere del suo sapore agrumato con alcune componenti nutrienti. L'arancia è un ingrediente ricco di vitamina C, un potente antiossidante che aiuta a rafforzare il sistema immunitario e a combattere l'infiammazione.

INGREDIENTI

- 175 g di arance bio
- 125 g di farina 00
- 125 g di zucchero
- 40 g di latte intero
- 40 g di olio di semi
- 2 uova (medie)
- 1/2 bustina di lievito in polvere per dolci (circa 8 g)

Tips: decora con zucchero a velo o glassa.

Proteine: 5g
Carboidrati: 40g
Grassi: 15g
Calorie: 350 kcal

PREPARAZIONE

1. Preriscalda il forno a 180°C in modalità statica.

2. Prepara le arance: lava, asciuga, taglia a pezzetti e pesa 175 g di arance.

3. Frulla le arance con olio e latte nel frullatore.

4. Aggiungi farina, zucchero, lievito e uova all'impasto e frulla fino a ottenere una consistenza uniforme.

5. Spennella lo stampo a ciambella con olio e infarinalo.

6. Versa l'impasto nello stampo e cuoci nel forno preriscaldato per 30-35 minuti. Verifica la cottura con la prova stecchino.

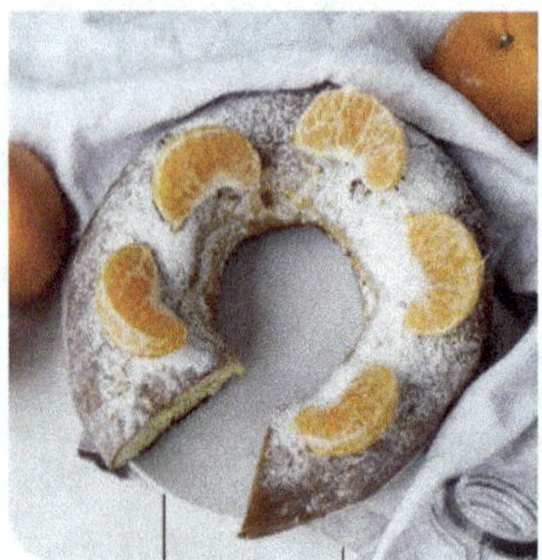

____

____

____

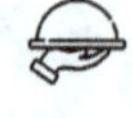
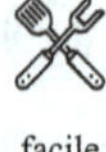

1 ora	8 porzioni	facile

Pancake alla ricotta

I pancake alla ricotta sono una deliziosa opzione per la colazione o il brunch, che unisce il comfort food a proteine e calcio.

La ricotta è l'ingrediente chiave che rende questi pancake un'opzione nutriente e gustosa.

PREPARAZIONE

1. In una ciotola, mescola la farina e lo zucchero.
   In un'altra ciotola, sbatti le uova, quindi aggiungi la ricotta e il latte. Mescola fino a ottenere un impasto liscio.

2. Unisci il composto liquido agli ingredienti secchi e mescola accuratamente fino a ottenere una consistenza omogenea.

3. Scalda una padella antiaderente leggermente unta con olio a fuoco medio-alto.
   Versa un mestolo di impasto nella padella per formare il pancake. Cuoci finché compaiono delle bolle sulla superficie e il lato inferiore è dorato, quindi giralo e cuoci l'altro lato.
   Ripeti il processo con il resto dell'impasto.

4. Servi i pancake caldi con sciroppo d'acero, e aggiungi eventualmente frutta fresca, miele, yogurt o cioccolato come condimenti extra.

INGREDIENTI

- 200g di farina
- 2 uova
- 250g di ricotta
- 100 ml di latte
- 50g di zucchero
- Olio o burro per cuocere
- Sciroppo d'acero

Tips: servi con frutta fresca o noci.

Proteine: 10g
Carboidrati: 25g
Grassi: 9g
Calorie: 230 kcal

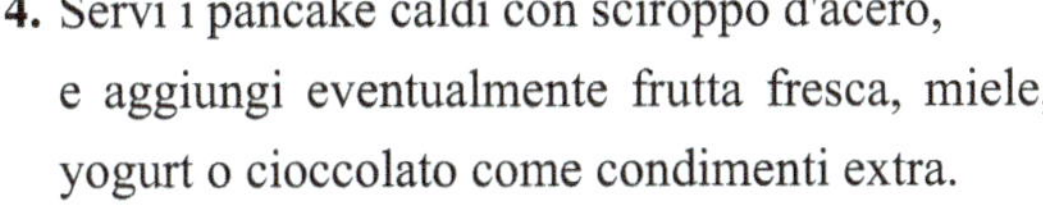

30 minuti

4 porzioni

facile

Strudel

In questo dolce classico le protagoniste sono le mele, un'ottima fonte di vitamine che offrono una generosa quantità di fibre, contribuendo a mantenere il sistema digerente in salute. Le noci forniscono acidi grassi omega-3, l'uvetta è una fonte di vitamine e minerali.

INGREDIENTI

Per la pasta:

- 250 g di farina
- 1 uovo
- 50 ml di acqua tiepida
- 2 cucchiai di olio d'oliva
- Un pizzico di sale

Per il ripieno:

- 4 mele renette
- 100 g di zucchero di canna
- 100 g di pane grattugiato
- 1 cucchiaino di cannella in polvere
- Succo di mezzo limone
- 50 g di uvetta (opzionale)
- 50 g di noci tritate

PREPARAZIONE

1. Prepara la pasta mescolando la farina con l'uovo, l'acqua, l'olio d'oliva e un pizzico di sale. Lascia riposare l'impasto per 30 minuti.

2. Prepara il ripieno mescolando le mele tagliate a fettine con zucchero, pane grattugiato, cannella, succo di limone, uvetta e noci.

3. Stendi la pasta in una sfoglia sottile.

4. Posiziona il ripieno sul lato inferiore della pasta, lasciando un bordo vuoto. Arrotola la pasta sopra il ripieno, sigillando bene i bordi.

5. Spennella con burro fuso, cuoci in forno a 180°C per 30-40 minuti o fino a doratura.

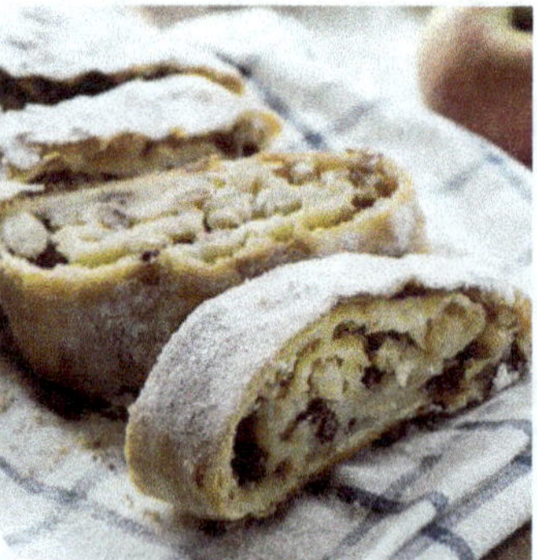

Proteine: 5g
Carboidrati: 40g
Grassi: 10g
Calorie: 200 kcal

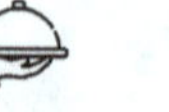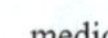

1 ora   8 porzioni   medio

Frullati

12 ricette di frullati e smoothies con relativi apporti nutrizionali. Queste ricette sono pensate per fornire un buon equilibrio di nutrienti di alta qualità, per aiutarti a guadagnare peso in modo sano.

Per ciascuno smoothie o frullato, basta mettere tutti gli ingredienti in un frullatore e frullare fino a che non sia liscio. Servire immediatamente per il miglior sapore e valore nutrizionale.

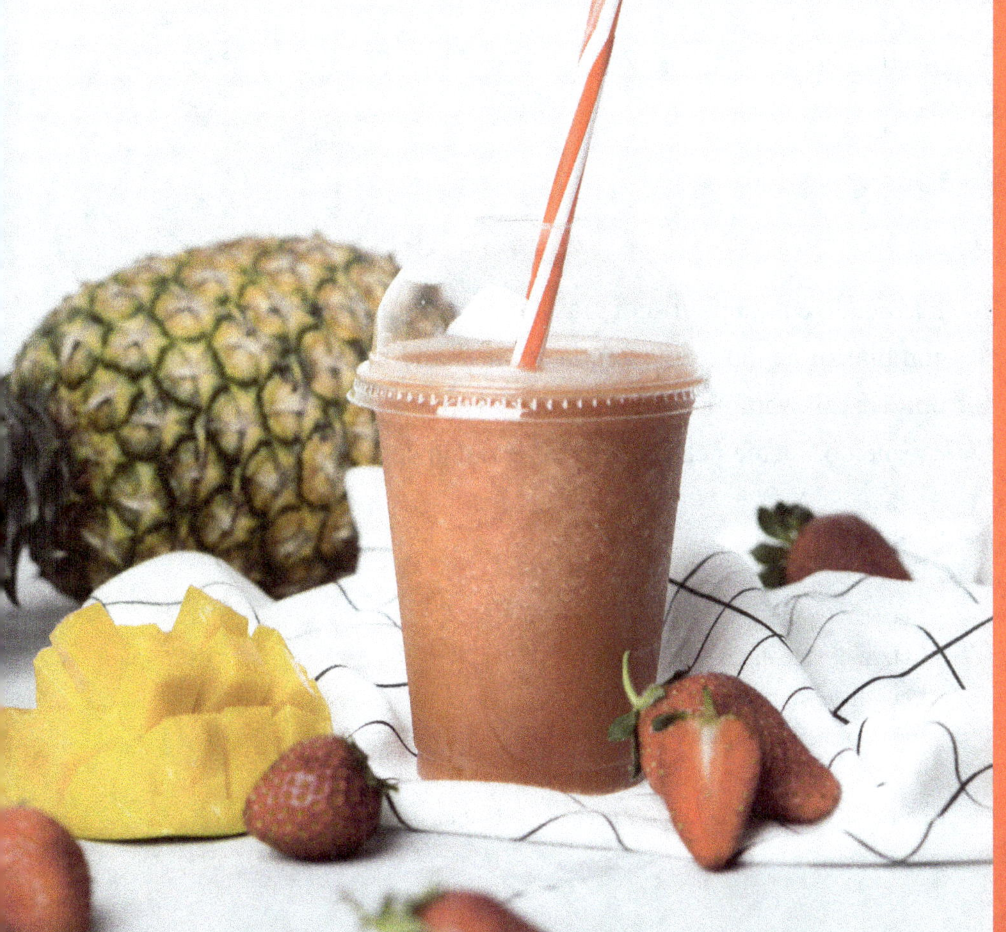

Frullato banana e burro di arachidi

Una deliziosa combinazione di banana matura, burro di arachidi, latte intero, miele e proteine in polvere al cioccolato offre un frullato proteico ricco e gustoso. La banana apporta potassio e fibre, mentre il burro di arachidi contribuisce con grassi salutari e proteine.

INGREDIENTI
- 1 banana matura
- 2 cucchiai di burro di arachidi
- 1 tazza di latte intero
- 1 cucchiaio di miele
- 30g di proteine in polvere al cioccolato

Calorie: 520 - Proteine: 30g - Zuccheri: 42g - Grassi: 22g

Smoothie all'avocado e spinaci

L'avocado è noto per i suoi grassi monoinsaturi benefici per il cuore. In combinazione con spinaci, latte di mandorle, miele e proteine in polvere alla vaniglia, questo frullato verde offre un apporto vitaminico e proteico. Ideale per una colazione o uno spuntino salutare.

INGREDIENTI
- 1 avocado
- 1 tazza di spinaci
- 1 tazza di latte di mandorle
- 1 cucchiaio di miele
- 30g di proteine in polvere alla vaniglia

Calorie: 400 - Proteine: 25g - Zuccheri: 15g - Grassi: 23g

Frullato alla frutta e yogurt

Una combinazione deliziosa di frutta fresca e yogurt, ideale per una colazione nutriente o uno spuntino rinfrescante. I frutti di bosco sono una fonte di vitamine e antiossidanti, mentre lo yogurt greco contribuisce a fornire proteine e probiotici benefici per la salute.

INGREDIENTI
- 1 tazza di frutti di bosco misti (more, lamponi, mirtilli o fragole)
- 1 tazza di yogurt greco intero
- 1 tazza di succo d'arancia
- 1 cucchiaio di miele

Calorie: 520 - Proteine: 30g - Zuccheri: 42g - Grassi: 22g

Smoothie al cioccolato e noci

Questo smoothie al cioccolato e noci è una golosa opzione per soddisfare la voglia di dolce in modo più sano. Le noci apportano grassi sani e minerali, mentre il cacao aggiunge antiossidante e una sferzata di buon umore.

INGREDIENTI
- 2 cucchiai di noci tritate
- banana matura
- tazza di latte intero
- 1 cucchiaio colmo di cacao in polvere
- 30g di proteine in polvere al cioccolato

Calorie: 520 - Proteine: 31g - Zuccheri: 30g - Grassi: 23g

Frullato alla quinoa e mango

Una deliziosa combinazione di banana matura, burro di arachidi, latte intero, miele e proteine in polvere al cioccolato offre un frullato proteico ricco e gustoso. La banana apporta potassio e fibre, mentre il burro di arachidi contribuisce con grassi salutari e proteine.

INGREDIENTI
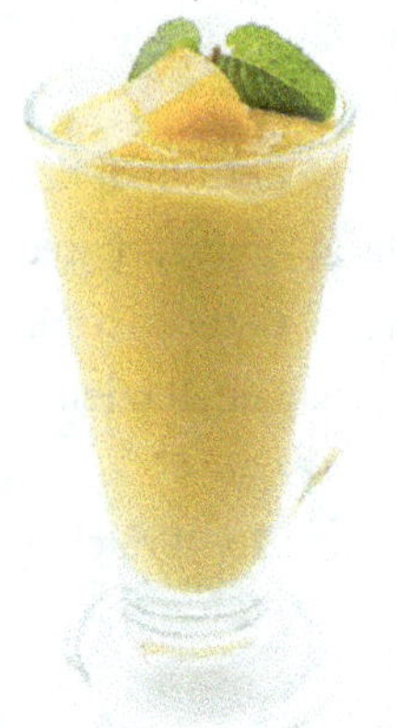
- 1 banana matura
- 2 cucchiai di burro di arachidi
- 1 tazza di latte intero
- 1 cucchiaio di miele
- 30g di proteine in polvere al cioccolato

Calorie: 520 - Proteine: 30g - Zuccheri: 42g - Grassi: 22g

Smoothie all'avena e mirtilli

Questo smoothie all'avena e mirtilli è un'ottima scelta per una colazione o uno spuntino nutriente. L'avena fornisce fibre e carboidrati complessi, mentre i mirtilli aggiungono preziosi antiossidanti.

INGREDIENTI
- 1/2 tazza di avena
- 1 tazza di mirtilli
- 1 tazza di latte intero
- 1 cucchiaio di miele
- 30g di proteine in polvere alla vaniglia

Calorie: 500 - Proteine: 28g - Zuccheri: 35g - Grassi: 14g

Frullato banana e crema di mandorle

Una combinazione deliziosa di banana, crema di mandorle e proteine in polvere, questo frullato è una scelta perfetta per chi cerca una colazione proteica o uno spuntino sano e gustoso. Questo frullato ti fornirà l'energia di cui hai bisogno per affrontare la giornata.

INGREDIENTI
- 1 banana matura
- 2 cucchiai di crema di mandorle
- 1 tazza di latte di mandorle
- 1 cucchiaio di miele
- 30g di proteine in polvere alla vaniglia

Calorie: 480 - Proteine: 30g - Zuccheri: 42g - Grassi: 16g

Smoothie ai semi di chia e kiwi

Una combinazione fresca e nutriente di kiwi, semi di chia e yogurt greco. Il kiwi è ricco di vitamina C e fibre, mentre i semi di chia aggiungono antiossidanti e acidi grassi omega-3. Lo yogurt greco fornisce proteine e cremosità.

INGREDIENTI
- 2 kiwi
- 1 cucchiaio di semi di chia
- 1 tazza di yogurt greco intero
- 1 cucchiaio di miele

Calorie: 350 - Proteine: 18g - Zuccheri: 40g - Grassi: 10g

Frullato al cocco e ananas

Questo frullato al cocco e ananas è una deliziosa bevanda dolce e cremosa, ricca di vitamine e sali minerali che la rendono nutritiva e dalle proprietà antiossidanti.

INGREDIENTI
- 1 tazza di ananas tagliato a cubetti
- 1 tazza di latte di cocco
- 1 cucchiaio di miele
- 30g di proteine in polvere alla vaniglia

Calorie: 420 - Proteine: 25g - Zuccheri: 35g - Grassi: 16g

Smoothie all'uvetta e semi di lino

Questo smoothie all'uvetta e semi di lino è una bevanda ricca di fibre e sostanziosa. L'uvetta aggiunge dolcezza naturale e ferro, mentre i semi di lino forniscono acidi grassi omega-3 e fibre. Lo yogurt greco aggiunge proteine preziose per un pasto bilanciato.

INGREDIENTI
- 2 cucchiai di uvetta
- 1 cucchiaio di semi di lino
- 1 tazza di yogurt greco intero
- 1 cucchiaio di miele
- 30g di proteine in polvere alla vaniglia

Calorie: 390 - Proteine: 28g - Zuccheri: 30g - Grassi: 12g

Capitolo 3
Programma di guadagno di peso: costruire un piano alimentare

Ora che abbiamo esplorato un'ampia gamma di ricette nutrienti per ogni pasto della giornata, è il momento di organizzarle in un piano alimentare. Questo capitolo sarà una guida passo passo su come creare un piano alimentare per guadagnare peso in modo sano e sostenibile.

Creare un Bilancio calorico

Prima di tutto, dobbiamo capire quante calorie hai bisogno ogni giorno per mantenere il tuo peso attuale, e poi aggiungere un surplus calorico per favorire l'aumento di peso. Questo surplus dovrebbe essere costituito da alimenti nutrienti che abbiamo esplorato nelle ricette precedenti. Ricorda, è importante consultare un professionista della salute o un dietologo per determinare la quantità appropriata di calorie per il tuo corpo e il tuo stile di vita.

Organizzare i pasti

Dovresti cercare di consumare 3 pasti principali e 2-3 snack ogni giorno. Questo assicura che il tuo corpo riceva un flusso costante di nutrienti per aiutare la crescita e la riparazione.

Proponiamo un esempio di come organizzare i pasti e gli snack in una settimana, utilizzando le ricette che abbiamo presentato. Questo è solo un esempio e può essere personalizzato in base alle tue esigenze e preferenze.

Esempio di Piano settimanale

Questo piano alimentare di esempio fornisce una media di 2900-3000 calorie al giorno, con un equilibrio di proteine, grassi e carboidrati per favorire un aumento di peso sano. Questo piano può essere adattato in base alle tue esigenze personali e agli obiettivi di aumento di peso.

Nota: questo è solo un esempio e può essere personalizzato in base alle tue esigenze specifiche e alle tue preferenze personali. Consulta un professionista della salute o un dietologo per determinare la quantità di calorie, proteine, grassi e carboidrati appropriata per te.

Lunedì

Colazione: Frullato ad alto contenuto proteico con frutta e noci (pp.18)
Spuntino: Trail mix fatto in casa (pp.61)
Pranzo: Pollo alla griglia con patate dolci (pp.34)
Spuntino: Frullato di banana e burro di arachidi (pp.86)
Cena: Bistecca al pepe verde con purè di patate (pp.48)
Dolce: Torta al cioccolato e avocado (pp.72)
Calorie totali: 2,650 cal
Proteine totali: 122g
Carboidrati totali: 265g
Grassi totali: 118g

Martedì

Colazione: Avena in forno con frutta secca e semi (pp.19)

Spuntino: Hummus con verdure (pp.62)

Pranzo: Lasagne al forno con verdure e formaggio (pp.35)

Spuntino: Muffin al cioccolato e nocciole (pp.64)

Cena: Branzino al forno con limone e asparagi (pp. 49)

Dolce: Panna cotta alla crema di cocco e miele (pp.73)

Calorie totali: 2.800 cal

Proteine totali: 107g

Carboidrati totali: 235g

Grassi totali: 120g

Mercoledì

Colazione: Frittata proteica con verdure (pp.20)

Spuntino: Popcorn al caramello (pp.63)

Pranzo: Insalata di quinoa, feta e avocado (pp.37)

Spuntino: Toast all'avocado e uovo (pp.66)

Cena: Pollo alla cacciatora (pp.50)

Dolce: Budino di riso alla cannella e miele (pp. 74)

Calorie totali: 2.500 cal

Proteine totali: 100g

Carboidrati totali: 225g

Grassi totali: 91g

Giovedì

Colazione: Porridge di quinoa con frutta secca e semi (pp.21)

Spuntino: Barrette energetiche fatte in casa (pp.65)

Pranzo: Hamburger di salmone con patatine al forno (pp.38)

Spuntino: Yogurt greco con miele e frutta (pp.67)

Cena: Pasta alla norma (pp.51)

Dolce: Torta di ricotta e pere (pp.75)

Calorie totali: 2.600 cal

Proteine totali: 95g

Carboidrati totali: 305g

Grassi totali: 94g

Venerdì

Colazione: Panino con burro d'arachidi e banana (pp.22)

Spuntino: Panino al salmone affumicato (pp.68)

Pranzo: Zuppa di lenticchie e salciccia (pp.39)

Spuntino: Smoothie di mirtilli (pp.88)

Cena: Pollo tikka masala (pp.52)

Dolce: Strudel (pp.84)

Calorie totali: 2.500 cal

Proteine totali: 105g

Carboidrati totali: 285g

Grassi totali: 100g

Sabato

Colazione: Yogurt greco con muesli e frutti di bosco (pp.23)

Spuntino: Biscotti all'avena e banana (pp.69)

Pranzo: Pasta al forno con ricotta e spinaci (pp.40)

Spuntino: Chips di patate dolci al forno (pp.70)

Cena: Pizza margherita fatta in casa (pp.53)

Dolce: Crepes con crema di nocciole (pp.79)

Calorie totali: 2.550 cal

Proteine totali: 77g

Carboidrati totali: 307g

Grassi totali: 103g

Domenica

Colazione: Cialde con sciroppo d'acero e noci (pp.24)

Spuntino: Muffin al cioccolato e nocciole (pp.64)

Pranzo: Curry di pollo e riso basmati (pp.41)

Spuntino: Smoothie bowl con granola e frutta fresca (pp.25)

Cena: Gnocchi di patate alla sorrentina (pp.54)

Dolce: Cheesecake ai frutti di bosco (pp.80)

Calorie totali: 2.800 cal

Proteine totali: 119g

Carboidrati totali: 295g

Grassi totali: 112g

Capitolo 4
L'importanza dell'esercizio fisico
per un guadagno di peso sano

Il guadagno di peso è un processo che va ben oltre l'aumento del numero sulla bilancia. È importante sottolineare che l'obiettivo di questo percorso è un guadagno di peso sano, il che significa un aumento della massa muscolare e non del grasso corporeo. Per raggiungere questo obiettivo, l'esercizio fisico gioca un ruolo chiave e complementare all'alimentazione.

In questo capitolo, esploreremo il ruolo cruciale dell'esercizio fisico nel guadagno di peso. Analizzeremo come un programma di allenamento adeguatamente strutturato possa aiutare a costruire massa muscolare, migliorare la forma fisica generale e promuovere un senso generale di benessere.

È fondamentale ricordare che, nonostante l'obiettivo sia quello di aumentare di peso, l'esercizio fisico non deve essere eliminato o drasticamente ridotto. L'esercizio fisico, infatti, non solo migliora la salute del cuore, aumenta la resistenza e la forza, ma favorisce anche la costruzione di massa muscolare, che pesa più del grasso corporeo. Aumentare la massa muscolare può, quindi, contribuire a un guadagno di peso sano.

L'allenamento con i pesi è un tipo di allenamento che ha dimostrato di essere particolarmente efficace per costruire massa muscolare. Esploreremo vari esercizi di allenamento con i pesi, forniremo suggerimenti su come strutturare un programma di allenamento e offriremo consigli su come allenarsi in modo sicuro ed efficace.

Non dobbiamo dimenticare l'importanza di un approccio equilibrato: un mix di allenamento della forza, attività cardiovascolare leggera e riposo adeguato. Anche il recupero e il riposo nell'allenamento sono importanti all'interno di un programma equilibrato.

L'allenamento fisico può diventare un potente alleato nel tuo viaggio verso un guadagno di peso sano. Ricorda, l'obiettivo non è solo aumentare di peso, ma farlo in modo sano e sostenibile, promuovendo il benessere complessivo del corpo. E, naturalmente, ricorda sempre di consultare un professionista del fitness o un medico prima di iniziare un nuovo programma di allenamento.

Di seguito, troverai un esempio di programma di allenamento settimanale.

Programma di allenamento settimanale
Lunedì: Allenamento della forza - Gambe e addominali
Squat con bilanciere: 4 serie da 8-10 ripetizioni
Stacchi da terra con bilanciere: 4 serie da 8-10 ripetizioni
Affondi con manubri: 3 serie da 10-12 ripetizioni per gamba

Sollevamento gamba alla sbarra: 3 serie da 12-15 ripetizioni

Martedì: Riposo attivo
Yoga o stretching leggero per 20-30 minuti

Mercoledì: Allenamento della forza - Spalle e braccia
Spinte militari con bilanciere: 4 serie da 8-10 ripetizioni
Curls con manubri: 3 serie da 10-12 ripetizioni
Dips per tricipiti: 3 serie da 10-12 ripetizioni
Sollevamento laterale con manubri: 3 serie da 12-15 ripetizioni

Giovedì: Riposo attivo
Passeggiata o bicicletta a bassa intensità per 20-30 minuti

Venerdì: Allenamento della forza - Petto e schiena
Panca piana con bilanciere: 4 serie da 8-10 ripetizioni
Rematore con bilanciere: 4 serie da 8-10 ripetizioni
Croci con manubri: 3 serie da 10-12 ripetizioni
Trazioni alla sbarra: 3 serie da 10-12 ripetizioni

Sabato: Cardio leggero
Corsa lenta o camminata veloce per 20-30 minuti

Domenica: Riposo

Ricorda che, sebbene questo programma di allenamento sia progettato per promuovere il guadagno di peso attraverso l'aumento della massa muscolare, è importante prestare attenzione al proprio corpo e fare adeguamenti necessari per evitare lesioni.

Inoltre, l'alimentazione gioca un ruolo cruciale nel guadagno di peso e nella costruzione muscolare, quindi è importante assicurarsi di consumare abbastanza calorie e proteine per sostenere i tuoi allenamenti.

Tabella dei progressi

Data	Peso	Circonferenza braccio / torace

Data	Peso	Circonferenza braccio / torace

Data	Peso	Circonferenza braccio / torace

Indice delle ricette

FRULLATI

Per saperne di più:

https://www.cibisenza.it

Seguici su Facebook

https://www.facebook.com/cibisenza

Partecipa al gruppo:

https://www.facebook.com/groups/ricetteperingrassare

Per conoscere le altre pubblicazioni Cibisenza visita
lo store **Amazon: https://amzn.to/3sz6RHF**

Per suggerimenti, idee, segnalazioni puoi scriverci a: info@cibisenza.it

www.ingramcontent.com/pod-product-compliance
Lightning Source LLC
Chambersburg PA
CBHW050735260726
48661CB00001B/243